Dr. medic Roland Pfeiffer
Der Migräne-Detektiv

Dr. medic Roland Pfeiffer

DER MIGRÄNE DETEKTIV

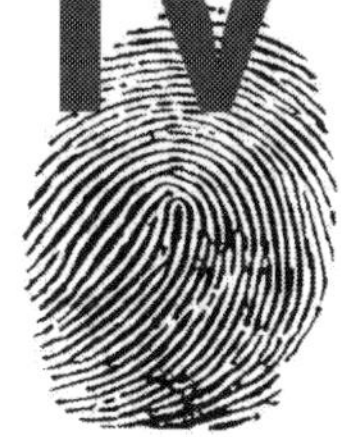

DEN URSACHEN UND DER HEILUNG VON MIGRÄNE AUF DER SPUR

MIT 44 GELÖSTEN FÄLLEN

epubli

Die Informationen und Empfehlungen in diesem Buch sind nach bestem Wissen und Gewissen geprüft. Sie stellen keine Bewerbung der beschriebenen oder erwähnten diagnostischen Methoden, Behandlungen oder Arzneimittel dar und sie bieten keinen Ersatz für kompetenten medizinischen Rat. Der Autor übernimmt keinerlei Haftung für Schäden irgendwelcher Art, die sich direkt oder indirekt aus einer Selbstbehandlung ohne medizinische Begleitung ergeben könnten. Eine Haftung des Autors bzw. des Verlags für Personen-, Sach- und Vermögensschäden ist ebenfalls ausgeschlossen.

1. Auflage

Dr. medic Roland Pfeiffer, Alexanderstr. 46, 70182 Stuttgart
www.osteopathie-arzt-stuttgart.de
praxis@osteopathie-arzt-stuttgart.de

Redaktion und Lektorat: Gabi Haas
Covergestaltung, Satz und Layout: Laura Newman
- design.lauranewman.de -
Covermotive: Kues, Balintseby / Freepik
Icons: by Freepik from www.flaticon.com / licensed by CC 3.0 BY
Autorenfoto: Christian Hass
Druck: epubli ein Service der neopubli GmbH, Berlin

Printed in Germany
Bibliografische Information der Deutschen Nationalbibliothek
Die Deutsche Nationalbibliothek verzeichnet diese Publikation in der Deutschen Nationalbibliografie; detaillierte bibliografische Daten sind im Internet über http://dnb.d-nb.de abrufbar.

INHALTSVERZEICHNIS

Vorwort und Tatbestand

Es gibt viele Bücher über Migräne. Bücher, die Entspannungs- und Ernährungstipps geben. Bücher, die Schmerzmittel und Therapiemöglichkeiten vergleichen. Bücher, die so gut wie alle Migränefälle auf eine einzige Ursache reduzieren. Bücher, die nahezu jeden Migränepatienten über einen Kamm scheren. Und, leider auch immer wieder Bücher, die die historisch überholte Meinung der Schulmedizin vertreten, Migräne sei nun mal nicht heilbar.

Doch jeder Patient ist individuell und jede Migräneursache ist individuell. So individuell wie der Fingerabdruck eines jeden von uns. Deshalb habe ich dieses Buch geschrieben. Die Migräne ist ein Rätsel, das zur Lösung herausfordert. Ich richte mich mit meinem Buch an alle Menschen mit Migräne, um dieses Rätsel für jeden einzelnen greifbarer zu machen. Ich richte mich gleichwohl an meine Kollegen – Ärzte, Heilpraktiker und Osteopathen – um das Rätsel auch zum Wohle *ihrer* Patienten zu lösen.

Der „Migräne-Detektiv" entschlüsselt in 44 spannenden Fällen die individuellen Auslöser bei der Entstehung einer Migräne. Ich zeige, wie es mir mit systematischer Suche und dem richtigen Riecher gelingt, die Ursachen aufzuspüren, diese zu beseitigen und den Patienten dauerhaft zu heilen. Dass Migräne grundsätzlich heilbar ist, zeigt alleine die Tatsache, dass es auf diesem Gebiet Spontanheilungen gibt. Fast jeder Arzt kennt Patienten, die einst unter Migräne litten, nun aber schon jahrelang davon befreit sind. Die einen hatten nach einer Schwangerschaft keine Migräne mehr, die anderen nach einem Ortswechsel, einem Arbeitsplatzwechsel, nach Einsetzen der Menopause oder ohne eindeutig nachvollziehbaren Anlass. Irgendein Faktor hat ihr Nervensystem entlastet, das Fass der Ursachen ein wenig entleert und damit die Migräne geheilt. Diese Heilung kann zufällig geschehen. Doch darauf können und wollen Sie als Patient nicht warten. Sie wollen nicht länger Opfer der Migräne sein! Mit der systematischen Decodierung der Migräne zeige ich, wie sich das Fass der Ursachen gezielt entleeren lässt und der Körper in die Lage versetzt wird, verbleibendes Ursachenpotential alleine zu kompensieren.

Sie möchten den „Migräne-Detektiv“ nicht von vorne bis hinten komplett lesen? Kein Problem! Wie finden Sie nun als Leser – Patient oder Kollege – die für Sie wichtigen und interessanten Informationen im Buch? Folgen Sie einfach dem Kapitel-Leitfaden.

In Kapitel 1 erfahren Sie, was genau Migräne ist, wie sie entsteht und wie ich als Arzt zur Migränetherapie kam.

In Kapitel 2 schildere ich detailliert anhand von 44 Patientenbeispielen, wie vielfältig die Ursachen für Migräne sein können und wie man diese Ursachen mit detektivischem Spürsinn aufdecken und beseitigen kann. Ich beschreibe Menschen mit Migräne und wie es mir gelungen ist, die Migräne dieser Menschen zu heilen. Als Patient werden Sie dabei auch auf Parallelen zu Ihrer eigenen Krankengeschichte stoßen. Meine fachlichen Erkenntnisse in diesem Kapitel sehe ich als Impuls und Inspiration für all diejenigen, die sich professionell mit der Heilung von Migräne beschäftigen.

In Kapitel 3 stelle ich die komplette Systematik der Ursachenanalyse vor. Durch die Brille des Mediziners betrachten wir die ausführliche Migräneanamnese, eine spezielle Labordiagnostik, die ausführliche osteopathische Untersuchung sowie die Neuraltherapeutische Störfeldsuche und Testbehandlung. Für den Laien möglicherweise etwas „medizinlastig“. Für den Eingeweihten ein großer Fundus rund um die Migränediagnose.

In Kapitel 4 erkläre ich genauer, wie ausgewählte „Übeltäter“ als Ursache für Migräne & Co wirken können.

In Kapitel 2 angekommen, weist Ihnen die folgende Legende den Weg durch die 44 Fallbeschreibungen meiner geheilten Migränepatienten.

Patientenprofil

Lesen Sie an dieser Stelle über einen Menschen mit Migräne. Alter, Geschlecht, Beruf, Krankheitsgeschichte, Lebensumstände, Lebensgewohnheiten, Lebensereignisse, Medikation, Therapieversuche ... alles, was diesen Patienten beschreibt.

Spurensuche und Entschlüsselung

Lesen Sie an dieser Stelle, wie ich bei jedem Patienten systematisch die Ursachen der Migräne ermittle und die Ergebnisse dieser Analyse in einem zielführenden Behandlungskonzept kombiniere.

Experten-Zoom

An dieser Stelle geht es fachlich in die Tiefe. Ärzte, Heilpraktiker, Osteopathen und alle Menschen, die sich professionell mit der Heilung von Migräne beschäftigen, kommen hier auf ihre Kosten.

KAPITEL 1

MIGRÄNE

Was ist Migräne und wie häufig kommt sie vor?

Migräne ist in aller Munde. Doch was genau ist Migräne? Das wollen wir wissen, bevor wir uns auf die Spurensuche begeben. Migräne ist ein meist einseitiger Kopfschmerz. Er tritt oft anfallsartig auf und kann stunden- oder tagelang anhalten. Nicht selten wird der Schmerz von einer Aura mit Übelkeit, Erbrechen sowie Licht- und Lärmempfindlichkeit begleitet. Manchmal treten auch Sprachstörungen, Sehstörungen, Gedächtnisausfälle und andere neurologische Symptome auf. In Deutschland leiden zirka acht Millionen Menschen an Migräne. Davon sind etwa zwei Drittel Frauen.

Bei Migräne liegt eine energetische Unterversorgung, eine Fehlsteuerung oder eine Überreizung verschiedener Nervenzentren vor, die durch unterschiedliche Faktoren ausgelöst werden. Ziel jeder Behandlung ist es daher, das Nervensystem wieder ins Gleichgewicht zu bringen und das Missverhältnis zwischen Energiebedarf und Energieversorgung auszugleichen.

Das Fass der Ursachen – ein Modell zur Erklärung der Migräne

Die Entstehung einer Migräne kann man sich vereinfacht mit dem „Fassmodell" vorstellen.

Wir vergleichen den menschlichen Körper mit einem Fass. Dieses Fass füllt sich langsam, wenn mehrere Belastungsfaktoren gleichzeitig auftreten und Volumen einbringen. Welche Faktoren das sein können, beschreibe ich im nächsten Kapitel und in den 44 Fallbeispielen.

Unser Körper besitzt eine sehr hohe Kompensationsfähigkeit. Füllt sich das Fass bis zum oberen Rand, zeigt der Körper noch keine Reaktion. Fließt nun aber ein Tropfen zu viel in das Fass, läuft dieses über und der Körper reagiert. Diese Reaktion entspricht dem Migräneanfall. Es geht also in der Migränebehandlung darum, soviel Volumen wie möglich aus dem Fass herauszunehmen, so dass kleinere Ereignisse, wie Wetterwechsel oder Stresssituationen, es nicht zum Überlaufen bringen. Es ist aus meiner Sicht müßig darüber zu diskutieren, ob man den genetischen Anteil, meist eine durch die Mutter vererbte Mitochondrienschädigung, den wir nicht beeinflussen können und der nach meinen Schätzungen meist zwischen 10% und 30% des Fassvolumens ausmacht, als Ursache bezeichnet und alle anderen Faktoren als Auslöser. Oder aber, ob man alle Faktoren als Ursachen bezeichnet. Im Fassmodell spielt dies ohnehin keine Rolle. Alle Faktoren zusammen füllen das Fass und wir müssen dieses, nach meiner Schätzung, etwa zur Hälfte leeren. Dann tritt keine Migräne mehr auf. Je höher also der genetische Anteil ist, desto mehr andere Faktoren gilt es herauszunehmen. Wir müssen systematisch herausfinden, womit das Fass gefüllt ist und wie wir es zumindest bis zur Hälfte entleeren können. Das ist die Herausforderung!

Wie ein Migräneanfall entsteht

Um zu verstehen, was bei einer Migräneattacke im Körper passiert, tauchen wir medizinisch etwas tiefer in die Materie ein. Das Migräneursachen-Schema auf Seite 17 zeigt uns das Zusammenspiel der Faktoren, die an einem Migräneanfall beteiligt sind.

Verschiedenste Faktoren können zu Störungen in der Mitochondrienversorgung und zur Überaktivität des Migränegenerators im Hirnstamm führen. Dort haben auch Kerne des schmerzempfindlichen Trigeminusnervs ihren Ursprung. Mögliche Belastungsfaktoren sind z. B. mechanischer, chemischer, hormoneller, ernährungsbedingter, verdauungsabhängiger, sinnesorganabhängiger, elektromagnetischer, klimatischer, infektiöser, psychischer, toxischer, immunologischer und genetischer Natur. Aber auch Störfelder im neuraltherapeutischen Sinne können sich belastend auswirken.

Der Hirnstamm, unser entwicklungsgeschichtlich ältester Hirnteil, ist für die Steuerung lebensnotwendiger Funktionen im Körper zuständig. Er regelt vegetative Funktionen wie Atmung, Durchblutung, Kreislauf, Körpertemperatur und Verdauung. Der Hirnstamm ist aber auch eine Messinstanz, die äußerst sensibel mit messbarer Nerven-Hyperaktivität und verstärkter Durchblutung auf starke Schwankungen von Sauerstoff, Blutzucker, Flüssigkeit, Salzgehalt und Säure-Basen-Gleichgewicht sowie auf Giftstoffe reagiert. Gefährdet nun eine Situation die Energieversorgung des Gehirns, reagiert ein Bereich des Hirnstamms massiv darauf. Dieser Bereich wird auch Migränegenerator genannt. Der Migränegenerator wird aktiviert, bevor es zu einer Aktivierung des Trigeminusnervs, der von ihm versorgten Blutgefäße und dem damit verbundenen Schmerzempfinden kommt. Neuere PET-Untersuchungen haben dies nachgewiesen. Die Positronen-Emissionstomographie (PET) ist ein Verfahren, bei dem besonders aktive Hirnbereiche in Farbe sichtbar gemacht werden. Der Bereich des Migränegenerators ist vor und während einer Migräneattacke stärker durchblutet und weist eine erhöhte Aktivität auf. Er bleibt aktiv, auch wenn Schmerzmittel, wie z. B. Triptane, den Migräneanfall schon längst unterdrückt haben. Er ist deshalb in der Lage, nach Ablauf der Schmerzmittelwirkung, den Anfall wieder aufflammen zu lassen. Der Trigeminusnerv, der für die sensible Versorgung von Hirnhäuten, Hirnarterien, Hirnrinde, Nebenhöhlen und Gesicht zuständig ist und so Schmerzempfindungen möglich macht, wird aktiviert. Trigeminusfasern bringen Informationen z. B. aus Kopfgefäßen und Gesicht zu ihren Nervenkernen, die vom Mittelhirn bis ins Rückenmark der Halswirbelsäule verteilt sind. Auf Höhe der oberen Halswirbel überlappen sich im Rückenmark Endgebiete von Trigeminusfasern und Halsnervenfasern. Dadurch können störende Reize aus der oberen Halswirbelsäule, wie sie z. B. nach einem Schleudertrauma auftreten, zum spinalen Kern des Trigeminusnervs gelangen und diesen irritieren. Zusätzlich kann dieser aber auch aus Fasern aus dem siebten und dem zehnten Hirnnerv irritiert werden. Dauerreize, die von Narbenstörfeldern, chronischen Entzündungen und anatomischen oder physiologischen Problembereichen, wie z. B. den Kopfgelenken, herrühren, lassen Erregungszonen im Hirnstamm mit erhöhtem Energieverbrauch entstehen. Das passiert u. a. in den Kernen des Trigeminusnervs und in der Hirnrinde. Diese Erregungszonen stehen in Beziehung zueinander und können zur Entwicklung von Migräne führen. Durch die Überaktivität des Trigeminusnervs werden Botenstoffe freigesetzt. Diese beeinflussen in den Blutgefäßen des Gehirns die Gefäßmuskulatur und den Gefäßdurchmesser. Das geschieht auch, wenn zu viel Stickstoffmonoxid in den Gefäßen anflutet. Dies bezeichnet man als Nitrostress. Man geht heute davon aus, dass sich die Arterienwände kurzzeitig entzünden. Dabei kommt es zunächst zu einer Erweiterung der Kopfarterien sowie zu einer erhöhten Durchlässigkeit und Schwellung der Arterienwände (Ödem). Dieses Ödem führt zu einer Verengung der Arterien und somit zu einer verringerten Durchblutung bestimmter Hirnbereiche. Dadurch entsteht die Migräneaura. Die durch die Nervenreizung bedingte Entzündung breitet sich über die ganze Gefäßwand aus und stört die Verbindungen zwischen den Zellen. Diese werden in Folge wieder elastischer. Der Blutdruck erweitert die verengten Gefäße und die Aura verabschiedet sich (Literaturempfehlung 5). Durch die nervenbedingte Entzündung entsteht eine starke Schmerzempfindlichkeit der Gefäßwände.

Die Details der Migräneentstehung sind allerdings wissenschaftlich noch nicht komplett erforscht. Welche Faktoren dazu in der Lage sind, eine Überaktivität des Migränegenerators im Hirnstamm und im Ganglion Trigeminale auszulösen, beschreibe ich ausführlich in den Kapiteln Anamnese, Laboranalysen, osteopathische Untersuchung und neuraltherapeutische Testung.

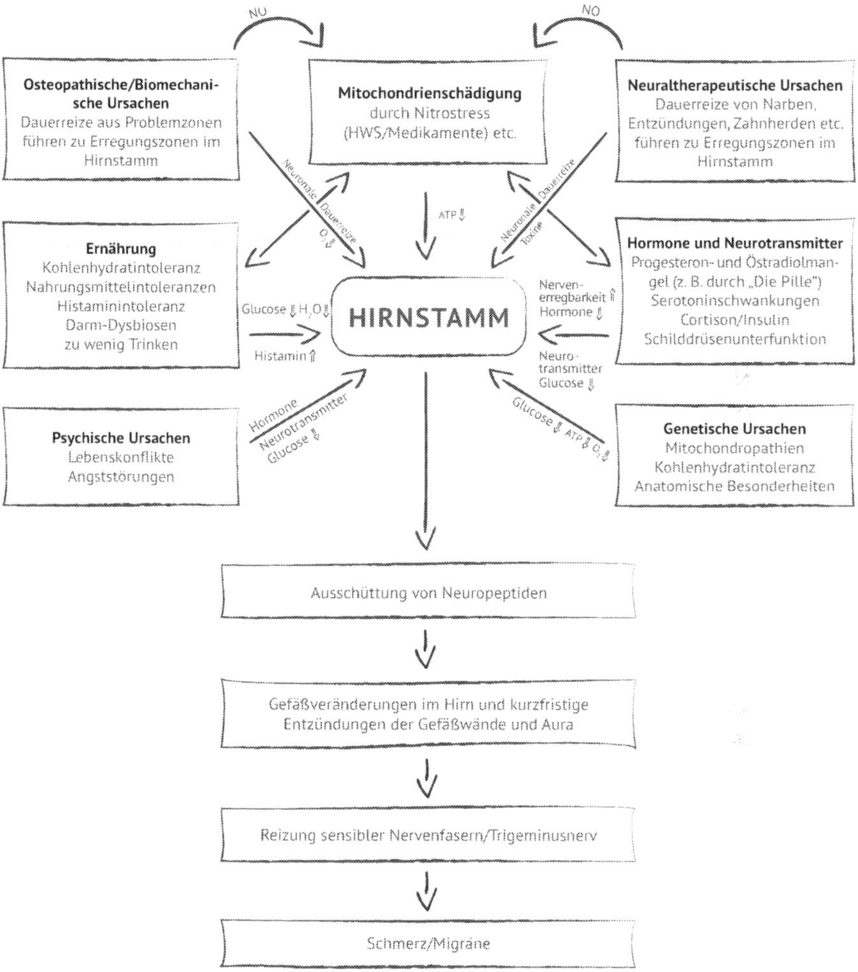

Abbildung: Migräneursachen-Schema

Wie ich zur Migränetherapie kam

Nach meiner Akupunkturausbildung war ich begeisterter Akupunkteur. Ich traute meinen chinesischen Nadeln fast alles zu und verinnerlichte die Philosophie der traditionellen chinesischen Medizin. Ich lernte viel über die Akupunktur-Meridiane und die auf ihnen liegenden Akupunkturpunkte sowie deren Bedeutung für die verschiedenen Organe und Erkrankungen. Das Schicksal wollte es wohl so, dass ich kurz nacheinander drei Migränepatienten mit Akupunktur von ihrer Migräne befreien konnte. Voller Euphorie dachte ich nun zu wissen, wie Migräneheilung funktioniere. Wie naiv das war, musste ich bald feststellen. Ich warb mit meinen ersten Erfolgen und es kamen viele Migränepatienten zu mir in Behandlung. Doch leider bescherte sich mir ein Misserfolg nach dem anderen. Ich erkannte, dass es höchstens 20% der Patienten waren, denen ich mit Akupunktur helfen konnte. Es musste also auch noch andere Ursachen geben, die durch meine Nadeln nicht zu beeinflussen waren.

Ich entschloss mich im nächsten Schritt zu einer Neuraltherapieausbildung. Dadurch konnte ich meine Erfolgsquote immerhin auf 45% steigern. Damit gab ich mich aber noch nicht zufrieden. Denn wenn jeder zweite Patient die Praxis unzufrieden verlässt, ist das nicht gerade die beste Werbebotschaft für einen Mediziner. Ich absolvierte also die fünfjährige Osteopathie-Ausbildung an der Osteopathie Schule Deutschland (OSD). Gleichzeitig befasste ich mich intensiv mit Ernährungsmedizin, Orthomolekularmedizin, Endokrinologie und bioidentischer Hormontherapie, sowie Mitochondrientherapie nach Dr. Kuklinski. Heute kann ich nach Auswertung meiner aktuellen Statistiken sagen, dass ich 75% meiner Patienten innerhalb von 10 bis 20 Sitzungen von ihrer Migräne befreien konnte. Weitere 10% verspüren zumindest eine deutliche Verbesserung ihrer Symptomatik, das heißt sie erleiden wesentlich seltener Anfälle und die Migräne ist weniger heftig.

KAPITEL 2

44 MIGRÄNEPATIENTEN – 44 GELÖSTE FÄLLE

Fall 1: Nitrostress und osteopathische Dysfunktion

Eine 44-jährige Physiotherapeutin hatte vor 15 Jahren ein Schleudertrauma erlitten, als an einer roten Ampel ein Auto von hinten ungebremst auf ihr Fahrzeug aufgeprallt war. Sie trug danach einige Tage eine Halskrause. Vier Wochen später bekam sie ihre erste Migräneattacke. Die Anfälle traten lange Zeit nur alle ein bis zwei Monate auf, oft pünktlich zur Menstruation. Sie wurden jedoch innerhalb der letzten zwei Jahre immer häufiger. In den letzten drei Monaten hatte sich die Häufigkeit der Attacken auf bis zu dreimal pro Woche erhöht. Früher war sie gerne gejoggt, jetzt musste sie jeden Dauerlauf mit einer Migräneattacke bezahlen. Triptane waren lange Zeit die einzigen Medikamente, die ihr im Anfall geholfen hatten. Sie brachten ihr jedoch seit einigen Monaten keine Besserung mehr. Hinzu kamen Schwindelattacken, Sehstörungen, Ohrgeräusche, Übelkeit, Konzentrations- und Gedächtnisstörungen. Eine Serie von 15 Sitzungen Akupunktur bei ihrem Hausarzt hatte ihr ebenfalls keine Besserung gebracht. Sie erschien ziemlich verzweifelt in meiner Praxis.

Nach der Anamnese nahm ich ihr einige Blutproben für Laboranalysen ab. Ich wollte herausfinden, ob aufgrund des Schleudertraumas eine instabile Halswirbelsäule mit einer daraus resultierenden erhöhten Stickstoffmonoxid-Produktion (Nitrostress) vorlag. Das würde auf einen erhöhten Verbrauch von Vitamin B12 sowie anderer Mikronährstoffe schließen lassen. Da mich die Patientin bat, ihr aufgrund ihres extremen Leidensdrucks möglichst schnell zu helfen, spritzte ich ihr, ohne die Laborergebnisse abzuwarten, 1mg Vitamin B12. Ich empfahl ihr, bis zum nächsten Termin in zwei Wochen, sich täglich die gleiche Dosis des Vitamins selbst in den Bauch zu spritzen.

Bei der osteopathischen Untersuchung stellte ich bei der Patientin zahlreiche Einschränkungen fest. Erhöhte Membranspannungen, bewegungseingeschränkte Schädelplatten, insbesondere ein zwischen den beiden Schläfenbeinen eingekeiltes Hinterhauptbein, ein zwischen den Beckenknochen verkeiltes Kreuzbein, dadurch einen asynchronen Craniosakralen Rhythmus, Wirbelblockaden im Bereich der oberen Halswirbelsäule sowie der unteren Brustwirbelsäule und einen verringerten Ausdehnungsspielraum des Brustkorbs. Ich behandelte sie in einer bestimmten Reihenfolge. Ich löste die Spannungen der Duralmembranen, die die Wirbelsäule und den Kopf auskleiden, befreite das eingekeilte Kreuzbein ebenso wie das eingekeilte Hinterhauptbein, löste die Blockaden der Brust- und Halswirbelsäule und synchronisierte ihren Craniosakralen Rhythmus.

Als sie nach zwei Wochen wiederkam, bekräftigte die Patientin, dass es ihr gut ginge und sie die ganze Zeit über keine Migräne gehabt habe. Die mittlerweile vorliegenden Laborergebnisse bestätigten starken Nitrostress und dadurch bedingt einen ausgeprägten Vitamin-B12-Mangel mit all seinen Konsequenzen für Zellatmung und Zellstoffwechsel. Hinzu kam ein Mangel an Vitamin B2, B6, Folsäure, Biotin und Magnesium. Ich schlug vor, noch einige Male die druckschmerzhaften Punkte an der oberen Hals- und Brustwirbelsäule und ein Nervengeflecht im Gynäkologischen Raum (Plexus Utero-Vesicalis) neuraltherapeutisch mit Lokalanästhetika anzuspritzen und die genannten Mikronährstoffmängel zu ersetzen. Nach fünf weiteren Behandlungen innerhalb von fünf Wochen, kam die Patientin lächelnd in die Praxis und sagte, dass sie migränefrei war. Das Verrückte an ihrer Heilungsgeschichte war, dass sie in dieser Zeit schwanger wurde. Und das mit 44 Jahren, nachdem sie die letzten zehn Jahre vergeblich versucht hatte, schwanger zu werden. Da die Patientin seit sieben

Wochen keine Migräne mehr hatte und Bedenken hegte, durch die Spritzen ihre Schwangerschaft zu gefährden, beschlossen wir die Behandlung bis auf weiteres abzuschließen. Normalerweise betrachte ich eine Behandlung erst nach vier Monaten ohne Migräne als abgeschlossen.

Ein Jahr später rief ich die Patientin zur Erfolgskontrolle an und erfuhr, dass sie nicht mehr unter Migräne litt und dass sie zwischenzeitlich Mutter geworden war.

Was war passiert? Warum war die Patientin ihre Migräne so schnell losgeworden? Warum war sie nach zehn Jahren vergeblicher Bemühung, quasi als Nebenwirkung der Migränetherapie, plötzlich schwanger geworden? Um das zu verstehen, schauen wir uns an, was bei einem Schleudertrauma passiert. Der Rostocker Facharzt für Innere Medizin und Umweltmedizin, Dr. Bodo Kuklinski, hat dies jahrzehntelang erforscht und in seinen Büchern „Schwachstelle Genick“ und „Das HWS-Trauma“ ausführlich beschrieben. Die Halswirbelsäule ist das beweglichste Teil der gesamten Wirbelsäule. Hier sind Nerven, Blutgefäße, Lymphknoten, Bänder, Muskeln, Faszien, Knochen und Drüsen auf engstem Raum komprimiert. Bei einem Schleudertrauma werden Bänder, die der Halswirbelsäule Stabilität geben, überdehnt, woraus eine instabile Halswirbelsäule resultiert. Die dadurch entstehende, vorübergehende Unterversorgung von Zellen mit Sauerstoff und die anschließende Wiederdurchblutung setzt eine chemische Reaktion in Gang. Die Aminosäure Arginin wird in Citrullin und Stickstoffmonoxid aufgespalten. Stickstoffmonoxid ist ein Gas, das sich im Körper verteilt, in sämtliche Körperzellen und Mitochondrien eindringt und dort Zerstörungsprozesse verursacht. Der Körper kann Stickstoffmonoxid neutralisieren, aber nur unter sehr hohem Verbrauch von Vitamin B12 und anderen Mikronährstoffen. Ein mit einem Atemgasmessgerät gemessener erhöhter Stickstoffmonoxidgehalt der Atemluft geht nach Injektion von Vitamin B12 deutlich zurück. Insbesondere bei Erschütterungen, z. B. beim Joggen oder Reiten, werden große Mengen von Stickstoffmonoxid freigesetzt. Was dies für die Migräneentstehung bedeutet, erläutere ich ausführlich im Kapitel „Nitrostress“. Durch ein Schleudertrauma können außerdem Fasziendistorsionen entstehen. Die Faszien, die hauptsächlich aus elastischen Collagen- und Elastinfasern bestehen, hüllen die Muskeln ein. Sie können verdreht und verzwirbelt werden und später, begünstigt durch die Ruhigstellung durch eine Halskrause, verkleben. Der in einer verdrehten Faszie eingewickelte Muskelstrang fühlt sich an wie ein Drahtseil. Der Patient hat das Gefühl, in einem zu engen Taucheranzug eingezwängt zu sein. Dieser Zusammenhang wurde von dem amerikanischen Osteopathen und Entdecker des Faszialen Dystorsionsmodells, Steven Typaldos, beschrieben (Literaturempfehlung 25). Wirbelblockaden werden durch die ruckartigen Bewegungen während des Schleudertraumas, durch die lockeren Bänder, die verdrehten Faszien und die angespannten Muskeln zusätzlich begünstigt. Bei Migräne nach Schleudertrauma sind oftmals die ersten beiden Halswirbel Atlas und Axis gegeneinander verdreht und unbeweglich. Der Körper gleicht dies in der Regel durch einen Beckenschiefstand aus. Die möglichen Folgen von Halswirbelblockaden sind vielfältig. Es können Hirnnervenreizungen, Reizung der Spinalnerven und der Nerven des Vegetativen Nervensystems, Druck und Zug an der Arteria vertebralis mit einseitig veränderter Blutversorgung, chronisch entzündliche Prozesse im Bereich der Muskelsehnenansätze, Nitrostress, chronische Müdigkeit und insbesondere Migräne und chronische Kopfschmerzen auftreten. Da das Endokrine System mit seinen Hormondrüsen durch das Vegetative Nervensystem gesteuert wird, kann die permanente Reizung der Nerven zu hormonellen Störungen, insbesondere der Schilddrüse und der Eierstöcke führen. Und so kann es passieren, dass es nicht zu einer Schwangerschaft kommt. Sobald die natürliche Regulationsfähigkeit des Körpers durch die Auslöschung der Störfelder des Vegetativen Nervensystems und die Normalisierung der Zellatmung wiederhergestellt ist, steht einer Schwangerschaft nichts mehr im Wege.

Fall 2: Fäulnismilieu und Histamin

Eine 48-jährige Rechtsanwältin litt seit dem 30. Lebensjahr fast täglich an leichten bis mittelschweren Kopfschmerzen. Hinzu kamen zwei bis drei Migräneanfälle pro Woche, die sie mit Aspirin, Paracetamol oder Triptanen behandelte. Ihre Schulter-Nackenverspannungen wurden regelmäßig durch Massagen und Krankengymnastik behandelt, was ihre Symptome aber nur leicht linderte. Ihre Beschwerden belasteten sie auch psychisch stark und sie war deshalb nur noch stundenweise arbeitsfähig. Neben den zirka drei grippalen Infekten im Jahr, die sie regelmäßig mit Antibiotika behandelte, waren keine weiteren Erkrankungen bekannt. Sie litt auch nicht unter Allergien oder Nahrungsmittelunverträglichkeiten. Lediglich Blähungen störten sie immer wieder. Diese gingen aber in der stark überwiegenden Kopfschmerzsymptomatik unter. Sie wurde mehrfach internistisch, neurologisch und orthopädisch untersucht. Zwei Aufenthalte in Migränekliniken brachten keinerlei Erfolg. Ihre Schmerzen besserten sich dadurch nicht.

Ihr Blutbild sowie ihre intrazelluläre Mikronährstoffanalyse waren vollkommen unauffällig. Die Leberwerte waren leicht erhöht. Die Schilddrüsenwerte lagen ebenso wie die Entzündungsmarker im Normbereich.

Wegen der Blähungen erstellten wir ein Darmprofil und führten eine Untersuchung der Darmflora durch. Es zeigte sich ein Mangel an Verdauungsenzymen (Pankreaselastase), ein erhöhter Anteil von Fett und Eiweiß im Stuhl, eine stark über der Norm liegende Anzahl an Colibakterien, Enterokokken und Clostridien (Clostridium Species) sowie ein verminderter Anteil an Laktobazillen. Außerdem fiel ein stark (12-fach) erhöhter Histaminspiegel im Stuhl auf, der mit einem Diaminoxidasespiegel im Serum einherging, der gerade noch im Normbereich (DAO 11) lag. In Summe lag also eine Fäulnisdyspepsie vor. Das heißt, ausgelöst durch den Mangel an Verdauungsenzymen, wurden Fett und Eiweiß schlecht verdaut. Das schuf optimale Ernährungsbedingungen und Vermehrungsvorteile für die gasbildenden Fäulnisbakterien. Insbesondere die Clostridien, deren Wachstum durch häufige Antibiotikagaben begünstigt wurde, können giftige Stoffwechselprodukte bilden. Diese müssen über die Leber abgebaut werden. Der Körper der Patientin wurde mit bakteriellen Abfallprodukten und Histamin überschwemmt und vergiftet. Das führte zu Blähungen und einer starken Leberbelastung, die sich in den erhöhten Leberwerten ausdrückte.

Die Überschwemmung mit Bakterientoxinen und Histamin führte außerdem zu einer Störung der Energieversorgung der Mitochondrien und damit zur Irritation des Migränegenerators im Hirnstamm. Dort wurden Neuropeptide ausgeschüttet und der Trigeminusnerv in den Hirngefäßen gereizt. So nahm das Migräneunheil seinen Lauf.

Als erster Schritt der Behandlung wurden eine histaminarme Kost und zu jeder Mahlzeit zwei Kapseln Diaminoxidase, ein histaminabbauendes Enzym, verordnet. Dies führte bereits zu einer Entlastung. Im zweiten Schritt wurden die Clostridien durch die zweiwöchige Gabe von sauerstofffreisetzenden Substanzen nach jeder Mahlzeit stark reduziert. Zu jeder Mahlzeit nahm die Patientin Verdauungsenzyme ein. Der dritte Schritt war der Aufbau einer gesunden Darmflora durch die Gabe von Laktobazillen und Bifidobakterien. Diese konnten nun auf den Schleimhautplätzen siedeln, die durch die Verdrängung der Clostridien frei geworden waren. Sechs Monate nach Beginn der Darmsanierung waren sowohl die chronischen Kopfschmerzen als auch die Migräne komplett verschwunden.

Fall 3: Mikronährstoffmängel, Darmentzündung und Nahrungsmittelunverträglichkeiten

Ein 17-jähriges Mädchen kam mit seiner Mutter in meine Praxis. Sie litt seit etwa vier Jahren zunehmend an Migräneattacken, allergischem Asthma und Neurodermitis an Gesicht, Hals und Ellenbeugen. Eine Hausstauballergie sowie Heuschnupfen waren bereits bekannt. Das Mädchen wendete regelmäßig Cortisonsprays und cortisonhaltige Salben an.

Die intrazelluläre Mikronährstoffanalyse zeigte einen Mangel an Zink, Selen, Vitamin B6, und Vitamin D3 an. Die Darmflorauntersuchung ergab einen Mangel an Colibakterien, Enterokokken, Bifidobakterien und Laktobazillen, außerdem erhöhte Eiweißrückstände und einen verminderten Stärkeanteil im Stuhl. Alpha-1-Antitripsin, ein Marker für Entzündung und schlechte Absorption der Schleimhaut, war erhöht. Ebenso das sekretorische IgA im Stuhl und die Antikörper gegen Gliadin, was auf eine Glutenunverträglichkeit hinweist. Die erhöhten Werte von Alpha-1-Antitripsin und sekretorischem IgA im Stuhl machten eine Nahrungsmittelunverträglichkeit wahrscheinlich. Ich führte deshalb einen Bluttest auf die 88 wichtigsten Nahrungsmittel durch. Dieser zeigte eine drastische Erhöhung der IgG4-Antikörper gegen Roggen, Weizen, Dinkel und sämtliche Milchprodukte an. Alle Werte waren 150- bis 300-fach erhöht. Die übrigen Nahrungsmittel wurden fast alle gut vertragen.

Im ersten Schritt verordnete ich eine weitgehend glutenfreie Diät sowie den Verzicht auf sämtliche Milchprodukte. Außer Butter, die nur wenig Milchproteine und viel Milchfett enthält. Im zweiten Schritt führte ich eine Sanierung der hyperdurchlässigen Darmschleimhaut mit mikrobiologischen Präparaten, Aminosäuren und Mikronährstoffen durch. Die allergischen Prozesse nahmen dadurch ab, entzündliche Bereiche der Darmschleimhaut schlossen sich und die normale Barrierefunktion der Darmschleimhaut stellte sich wieder her. Der letzte Migräneanfall trat fünf Wochen nach Beginn der Therapie auf. Danach kam es zu keinen weiteren Migräneattacken. Als erfreuliche Begleiterscheinungen der

Migränebehandlung heilte die Neurodermitis völlig aus und das Mädchen benötigte keine Cortisonsprays mehr für ihr Asthma.

Dieser Fall zeigt, dass auch auf immunologischem Wege Migräneanfälle getriggert werden können. Interessant ist, dass gerade Milch- und Getreideprodukte nicht toleriert wurden. Dies ist sehr häufig zu beobachten und wahrscheinlich darauf zurückzuführen, dass in zehntausenden von Jahren Steinzeit diese Produkte nicht Bestandteil der Ernährung waren. Vor zirka 5000 Jahren ernährten sich die Menschen erstmals von Milch und Getreide und offensichtlich haben sich bis heute viele Menschen noch nicht genetisch an diese Nahrungsmittel angepasst.

Ein weiterer Aspekt in diesem Fall ist der Zusammenhang zwischen einer Fehlbesiedlung des Darms und Störungen des Gehirnstoffwechsels. Wird die gesunde Darmflora durch Fehlernährung, Antibiotika oder Chemikalien, wie Konservierungsstoffe, geschädigt, so bilden sich Entzündungsmediatoren (TNF-Alpha, IL6). Diese führen zu einer Zerstörung und erhöhten Durchlässigkeit der Darmschleimhaut. Dadurch können Schadstoffe ungehindert ins Blut und ins Gehirn eintreten. Das kann zu neuronalen Entzündungen im Gehirn führen und diese können sich wiederum als Migräneanfälle äußern.

Fall 4: Kohlenhydratunverträglichkeit

Eine 23-jährige, ebenso freundliche, wie übergewichtige Sekretärin stellte sich mit Kopfschmerz seit früher Kindheit bei mir vor. In den letzten Jahren traten immer häufiger Migräneattacken auf, besonders an Wochenenden und in Entspannungsphasen nach Stress. Oft wachte sie morgens bereits mit Migräne auf. Bei der Frage nach ihren Ernährungsgewohnheiten stellte sich heraus, dass sie zum Frühstück entweder ein Schokoladencremebrötchen aß oder aus Zeitmangel gar nichts zu sich nahm. Am Mittag aß sie meist Nudeln mit Ketchup oder Pizza, dazu Kuchen und Cola in der Kantine. Am Abend machte sie sich in der Regel Käsebrote oder schob sich eine Fertigpizza in den Ofen. Da sie zwischen den Mahlzeiten oft Heißhungerattacken auf Süßigkeiten bekam, waren Schokoladenriegel und Bonbons ihre ständigen Begleiter, die sie je nach Verlangen zwischendurch konsumierte. Sie verzichtete auf Butter, da sie annahm, dass diese ihrer Figur abträglich sei. Stattdessen strich sie sich lieber eine Diätmargarine aufs Brot. Generell versuchte sie, sich fettarm und fleischarm zu ernähren und aß lieber mehr Kohlenhydrate. Ein bis zwei Stunden nach den Mahlzeiten fühlte sie sich meist müde oder spürte eine innere Unruhe. Oft war sie auch depressiv verstimmt. Hinzu kam eine starke Wetterfühligkeit.

Nahrungsmittelunverträglichkeiten im Sinne von Antikörperreaktionen gegen Nahrungsmittelproteine lagen bei der Patientin nicht vor. Es gab keine Unfälle in der Vorgeschichte und auch die osteopathische Untersuchung war unspektakulär. Ich erklärte ihr, dass ihre Ernährungsgewohnheiten, ihr Körpergewicht und ihre Kopfschmerzsymptome stark auf eine Kohlenhydratunverträglichkeit schließen ließen.

Um dieses Phänomen zu verstehen, machen wir einen kleinen Ausflug in die Steinzeit. Bis vor etwa 5000 Jahren ernährten sich die Menschen als Jäger und Sammler im Wesentlichen von Fleisch, Fett, Fisch, Wurzeln, Beeren etc. Es gab kein Getreide und keinen raffinierten Zucker und somit keine schnell verbrennbaren

Kohlenhydrate. Wenn nun ein genetisch derartig ausgestatteter Mensch plötzlich Zucker oder Getreide zu sich nimmt, ohne gleichzeitig ausreichend Fette zu essen, steigt der Blutzuckerspiegel sehr schnell an. In Erwartung eines anhaltenden hohen Blutzuckers werden enorme Mengen an Insulin ausgeschüttet, um den Zucker abzubauen. Das Resultat ist eine Unterzuckerung, da der Blutzucker unter das Ausgangsniveau fällt. Im Hirnstamm gibt es eine Kontroll- und Messinstanz, die dafür sorgt, dass grundlegende, lebenswichtige Blutwerte wie Sauerstoffgehalt, Blutzucker und Flüssigkeitsmenge in bestimmten Grenzen gehalten werden. Fällt nun der Blutzuckerwert plötzlich stark ab, wird in diesem Zentrum Alarm geschlagen. Das aktiviert den Migränegenerator im Hirnstamm sowie den Trigeminusnerv und kann zu Veränderungen des Durchmessers der Hirngefäße führen. Der Migräneanfall kann dadurch ausgelöst werden. Dieser Vorgang läuft vor allem an Wochenenden und in Entspannungsphasen nach Stress ab, da in diesen Phasen der Cortisonspiegel, der in Stresszeiten den Blutzuckerspiegel hochhält, stark absinkt.

Es war nicht einfach, die Ernährungsgewohnheiten der Patientin völlig umzustellen. Sie sollte gute Fette wie Butter, Sahne und Pflanzenöle zu sich zu nehmen, auf konzentrierte Süßigkeiten verzichten und Zeiten der Unterzuckerung vermeiden. Da ihre Bemühungen schon bald durch immer länger werdende Intervalle ohne Migräne belohnt wurden, gelang es mir nach vier Monaten die Patientin völlig migränefrei zu bekommen.

Fall 5: Wirbelblockaden und andere osteopathische Dysfunktionen

Eine 26-jährige Altenpflegerin kam sehr verzweifelt in meine Praxis. Sie litt seit neun Jahren an Migräneattacken zunehmender Intensität und Häufigkeit. Sie hatte diese lange Jahre als unabänderlich hingenommen. Seit einigen Monaten ging den Anfällen eine Aura mit plötzlichen Sehstörungen und minutenlangem, völligem Ausfall des Sehvermögens voraus. Dadurch wurde ihre Fähigkeit, Auto zu fahren, stark beeinträchtigt. Sie entschloss sich, im Internet nach Abhilfe zu suchen und stieß dabei auf meine Praxis. Ich erklärte ihr mein Behandlungskonzept und die Tatsache, dass nach 10 bis 20 Behandlungen 75% meiner Patienten dauerhaft von ihrer Migräne geheilt sind. Weitere 10% erleben nur noch sehr selten auftretende, deutlich kürzere und weniger intensive Anfälle.

Ich schlug ihr vor, zunächst wie üblich nach der Anamnese und vor der osteopathischen Untersuchung, einige Laboranalysen vorzunehmen. Sie lehnte das rundherum ab, einmal aus Kostengründen und, weil sie überzeugt war, dass die Migräne eher etwas mit ihren Schulter-Nacken-Verspannungen zu tun hatte. Ich schloss daher an die Anamnese direkt die osteopathische Untersuchung an. Ich stellte bei der Patientin eine durch einen Beckenschiefstand bedingte Beinlängendifferenz fest. Das linke Bein war bei ihr dadurch kürzer. In Folge dessen war der 2. Halswirbel (Axis) nach links verschoben und nach rechts rotiert. Der 1. Halswirbel (Atlas) war nach rechts verschoben, rotiert und nach unten gekippt. Hinzu kamen Muskelhartspann und mehrere Wirbelblockaden im Bereich der oberen und mittleren Brustwirbelsäule, starke Muskelverspannungen und Fasziendistorsionen im Bereich des Trapezius-Muskels sowie des Schulterblatthebermuskels. Im Areal der Schädelknochen traf ich auf ein craniosakrales Fehlspannungsmuster und das Zwerchfell zeigte eine reduzierte Beweglichkeit.

Ich behandelte und löste alle Spannungsmuster sowie die Blockaden der oberen Halswirbel mit sanften osteopathischen Techniken und bat die Patientin, zwei Wochen später wiederzukommen. Zwei Tage vor dem zweiten Termin sagte sie diesen aus finanziellen Gründen ab. Außerdem wollte sie erst einmal den Erfolg der ersten Behandlung abwarten. Sie habe immerhin die letzten zwölf Tage keine Migräne mehr gehabt. Auf meinen Einwand hin, dass es sehr unwahrscheinlich sei, dass die Migräne mit nur einer Behandlung dauerhaft beseitigt ist und dass ich ihr gerne in Form von Ratenzahlungen entgegenkommen könne, antwortete sie nicht. Ich verbuchte sie innerlich, mit Bedauern, als Therapieabbrecherin. Drei Jahre später rief sie mich überraschend an und bat mich, ihren Ehemann wegen eines gesundheitlichen Problems zu untersuchen. Sie selbst sei vor langer Zeit bei mir gewesen und mit der Behandlung sehr zufrieden gewesen. Trotz der langen Zeit, erinnerte ich mich wegen ihres auffälligen Namens sofort an sie und fragte sie nach ihrer Migräne. Freudig berichtete sie, dass sie seit meiner Behandlung keine Migräne mehr gehabt habe. Ich war sehr überrascht und bedankte mich für die, wenn auch verspätete, Rückmeldung. Seither weiß ich, dass manchmal schon eine einmalige Auflösung von Spannungen und Blockaden den Körper wieder soweit ins Gleichgewicht bringen kann, dass der Körper die verbliebenen Belastungen gut kompensiert.

Meine Hypothese ist, dass die mit dem Beckenschiefstand verbundene Beinlängendifferenz dazu geführt hatte, dass sich der 1. und 2. Halswirbel verschoben, verdreht und blockiert hatten. Die Blockade der ersten beiden Halswirbel führte zu einer Irritation der Nerven des oberen Grenzstranges. Dadurch wurden auch des Ganglion Cervicale Superior und der Trigeminusnerv irritiert. Das wiederum beeinflusste die Steuerung der Durchblutung der Hirngefäße und löste Nitrostress und Schmerz aus. Da ich normalerweise 10 bis 20 Behandlungssitzungen auf verschiedenen Behandlungsebenen bis zur völligen Ausheilung der Migräne ansetze, ist der Therapieerfolg nicht immer so eindeutig auf eine Ursache zurückzuführen, wie in diesem Fall.

Fall 6: Flüssigkeitsmangel

Auf die folgende Migräneursache bin ich durch einen 45-jährigen Patienten gestoßen, der wegen Rückenschmerzen zu mir in Behandlung kam. Routinemäßig fragte ich nach, ob er auch an Kopfschmerz oder Migräne leide. Er hatte bis vor 15 Jahren Migräne gehabt. Seither nicht mehr. Auf meine Frage, wie er seine Migräne losgeworden sei, antwortete er, dass er gleich morgens nach dem Aufstehen einen halben Liter Wasser trinke. Diesen Tipp hätte ihm ein Freund gegeben und bei ihm habe es geholfen. Seither hatte er nie wieder Migräne.

Diesen Fall hatte ich bei einer meiner Patientinnen im Hinterkopf. Ich hatte die 31-jährige Betriebswirtin mit unauffälligen Laborwerten zehnmal osteopathisch und neuraltherapeutisch behandelt und dennoch traten bei ihr wöchentliche Migräneanfälle auf.

Die Patientin musste für drei Monate beruflich nach China reisen. Ich war etwas unglücklich über die Unterbrechung der Behandlung, da ich den Aufbaueffekt gefährdet sah. Wir vereinbarten, die Behandlung nach ihrer Rückkehr fortzusetzen. Ich gab ihr den Tipp, dass sie bei ihrem Gewicht von fünfzig Kilogramm darauf achten solle, mindestens zwei Liter Wasser über den Tag verteilt zu trinken. Einen halben Liter Wasser empfahl ich ihr gleich morgens nach dem Aufstehen zu sich zu nehmen. Nach den drei Monaten kam sie strahlend zum vereinbarten Termin und berichtete, dass sie den Ratschlag mit dem Wasser experimentell erprobt habe. Im ersten Monat habe sie sich manchmal daran gehalten und manchmal auch nicht. In dem von ihr geführten Migränetagebuch konnte sie feststellen, dass die Migräneanfälle ausschließlich an den Tagen auftraten, an denen sie wenig getrunken hatte. Daraufhin trank sie ab dem zweiten Monat konsequent jeden Tag nach Anweisung ausreichend Wasser. Seither habe sie keinerlei Spur von Migräne oder Kopfschmerz mehr gehabt. Nicht einmal bei Wetterwechsel, bei dem es sonst besonders schlimm gewesen sei.

Im Hirnstamm gibt es eine Messstation, die Alarm schlägt, wenn grundlegende, lebenswichtige Körperfunktionen in Gefahr sind. Fällt nun im Blut entweder der Flüssigkeitsspiegel, der Sauerstoffgehalt oder der Blutzuckerspiegel, so scheint dies bei Menschen, die entweder genetisch dafür prädisponiert sind oder deren Ursachenfass mit anderen Belastungen weitgehend gefüllt ist, eine Aktivierung des Migränegenerators im Stammhirn auszulösen.

Fall 7: Stirnnarbe als Störfeld

In der Anfangszeit meiner Migränebehandlungen kam eine Mutter mit ihrem 10-jährigen Sohn in meine Praxis. Mindestens zweimal in der Woche musste der Junge wegen Migräneanfällen von der Schule nach Hause gehen. Das Ganze seit seinem Skateboard-Sturz vor sechs Monaten. Er war bei diesem Sturz auf die Stirn gefallen und hatte dort seither eine etwa 5 cm lange Narbe. Während der Schulferien hatte er regelmäßig bis zu sechs Wochen keine Migräne. Seine Mutter ging daher davon aus, dass der Schulstress wohl die Ursache für sein Leiden sei. Die Tatsache, dass die Migräne erstmals zwei Wochen nach dem Sturz auftrat, hielt sie für Zufall.

Mein Vorschlag, das Nächstliegende zu tun und das potentielle Narbenstörfeld neuraltherapeutisch durch Unterspritzen mit Procain zu entstören, fand bei der Mutter wenig Anklang. Zumal der Junge schon bei dem Gedanken an eine Spritze in die Stirn ängstlich das Gesicht verzog. Ich behandelte ihn mehrere Male osteopathisch und mit Laserakupunktur, doch weder die Häufigkeit noch die Intensität der Migräneattacken besserten sich. Jetzt gelang es mir die Familie zu überzeugen, dass es notwendig war, die Narbe zu entstören. Die Mutter meinte, es könne eigentlich nicht an der Narbe liegen, da diese ja auch in den Ferien da gewesen sei, er aber trotzdem in dieser Zeit keine Migräne hatte. Sie ließ sich dennoch auf den Versuch ein. Die Narbe bereitete ich mit einem schmerzlindernden Pflaster vor. Tapfer biss der Junge unter Tränen die Zähne zusammen, während ich die Narbe unterspritzte. Daraufhin war das Kind zwei Monate migränefrei. Nach einem erneuten Anfall wiederholten wir die Behandlung sofort noch einmal. Danach traten keine weiteren Anfälle mehr auf, wie mir die Mutter neun Monate später bestätigte. Das Narbenstörfeld war ausgelöscht.

Was war nun die Erklärung dafür, dass der Junge während der Schulferien, trotz des Narbenstörfeldes, keine Migräne hatte? Die Erklärung liefert hier wieder das Fassmodell. Wenn das Fass der sich addierenden Ursachen überzulaufen droht, entlädt es sich in einer Migräneattacke. Solange das Fass aber nur halb voll ist, passiert gar nichts. Der Körper besitzt eine wunderbare Kompensationsfähigkeit. Ist das Fass aber ganz voll, genügt schon eine Kleinigkeit, wie z. B. ein Wetterwechsel, um es zum Überlaufen zu bringen. Beim Entleeren des Fasses spielt es nun keine Rolle ob wir oben oder unten Volumen abzapfen. Wenn es halb leer ist, kompensiert der Körper die Belastung wieder problemlos alleine. Der Schulstress füllte offensichtlich schon vor dem Sturz die eine Hälfte des Fasses. Das hinzukommende Narbenstörfeld auf der Stirn im Bereich des 1. Astes des Trigeminusnervs, der ohnehin eine wichtige Rolle in der Migräneentstehung hat, füllte die andere Hälfte. In den Ferien reichte das Narbenstörfeld alleine nicht aus, das Fass zu füllen, weshalb trotz der Narbe keine Migräne auftrat. Dies ist auch die Erklärung dafür, dass manchmal unterschiedliche Therapeuten mit unterschiedlichen Therapieansätzen zum gleichen Ergebnis kommen können.

Fall 8: Mandelstörfeld

Die 27-jährige, sehr zierliche Sekretärin, ist mir aus der Anfangszeit meiner neuraltherapeutischen Behandlungen im Gedächtnis geblieben. Sie litt seit ihrem 14. Lebensjahr an Migräne. Die Attacken kamen in etwa wöchentlichem Abstand, dauerten zwei Tage und gingen mit Übelkeit, Erbrechen und Lichtempfindlichkeit einher. Sie litt ein- bis zweimal jährlich wiederkehrend an Mandelentzündungen. Berufliche Belastung bestand durch eine Mobbingsituation am Arbeitsplatz. An Medikamenten hatten ihr anfänglich Triptane geholfen. Mittlerweile machte es keinen Unterschied mehr, ob sie die Medikamente einnahm oder nicht.

Ihre Wirbelsäule erschien unauffällig, der Bauch ebenfalls. Die Schulter-Nackenmuskulatur war besonders im Bereich des Trapezius-Muskels sehr hart. Sie konnte ihren Kopf nur sehr eingeschränkt nach links und rechts drehen. Bei 45° Drehung war Schluss. Normalerweise sollte sich der Kopf von der Mitte aus in jede Richtung um etwa neunzig Grad drehen lassen. Die osteopathische Lösung der verhärteten Muskel- und Bindegewebsstrukturen an Nacken und Schultern sowie die Verbesserung des venösen und lymphatischen Abflusses am Kopf-Hals-Übergang und der oberen Brustkorböffnung führten dazu, dass die Patientin nach der ersten Sitzung den Kopf wieder in gutem Winkel drehen konnte und ein angenehmes Gefühl von Leichtigkeit in diesem Bereich hatte. Sie fühlte sich, als hätte ihr jemand einen Sandsack von den Schultern genommen. Wir planten die nächste Sitzung eine Woche später und hofften, dass durch die Behandlung zumindest die nächste Migräneattacke ausbleiben würde. Aber, dies blieb zunächst nur eine Hoffnung. Unbeeindruckt von aller Entspannung trat die nächste Attacke vier Tage später, genau zum erwarteten Zeitpunkt auf. Die Untersuchung am zweiten Termin zeigte erneut eine Einschränkung der Drehfähigkeit des Kopfes. Nicht mehr so drastisch wie beim ersten Mal, aber doch deutlich. Und das, obwohl die Patientin gerade Urlaub hatte. Man konnte diese Verspannung also nicht auf ihre berufliche Belastung zurückführen, wie es sonst bei einer

Sekretärin, durch den erhöhten Bedarf an Feinmotorik am PC und die damit verbundene Anspannung der Schulter-Nackenmuskulatur, nahegelegen hätte. Was also hatte die erneute Verspannung innerhalb einer Woche ausgelöst?

Schmerzhafte Verspannungen im Bereich des Trapezius-Muskels können aus anderen Körperregionen hauptsächlich auf drei Arten projiziert werden. Erstens über den Phrenicusnerv, der Störinformationen aus dem oberen Bauchraum zurück in den Bereich seiner Kerngebiete im Bereich des 3.-5. Halswirbels und die von dort abgehenden sensiblen Nervenfasern von Haut und Muskeln der Schulter projiziert. Zweitens über viszero-somatische Reflexe von Brust- und Bauchorganen. Man findet z. B. bei Asthmatikern immer eine verspannte Schulter-Nackenmuskulatur. Drittens über eine Irritation der Mandeln, die von einem kleinen Ast des Glossopharyngeusnervs versorgt werden, der wiederum in enger Verbindung zum Accessoriusnerv steht, über den der Befehl, den Trapeziusmuskel anzuspannen, übermittelt wird.

Da bei der Patientin sowohl Brustorgane als auch Bauchraum aus osteopathischer Sicht unauffällig waren, lag es nahe, die Mandeln, die schon in der Anamnese durch häufige Entzündungen auffielen, neuraltherapeutisch zu entstören. Ich spritzte also die drei Mandeln, die beiden seitlichen Gaumenmandeln und die in der Mitte hinter dem weichen Gaumen gelegene Rachenmandel, mit Procain an. Die nächste erwartete Wochenmigräne blieb zu unserer Freude dieses Mal aus, kam aber nach zwei Wochen wieder. Ein erster Hoffnungsschimmer, denn das starre wöchentliche Anfallsschema war durchbrochen. Ich spritzte die drei Mandeln in immer größer werdenden Abständen noch drei weitere Male an. Danach trat keine Migräne mehr auf. Die Patientin bestätigte mir dies letztmals zwei Jahre nach Beendigung der Behandlung.

Fall 9: Nitrostress und Cholesterinsenker

Ein 45-jähriger Professor aus Frankreich hatte vor 25 Jahren einen schweren Motorradunfall, bei dem er frontal auf ein Auto aufgeprallt war. Seither litt er in etwa ein- bis zweiwöchigen Abständen unter Migräneattacken, die in den letzten Jahren immer häufiger und länger wurden. Nachdem er innerhalb von zwei Wochen vier jeweils zweitägige, extrem starke Anfälle mit Sehstörungen und Erbrechen hatte, entschloss er sich, im Internet nach Abhilfe zu suchen. Dabei stieß er auf meine Praxis. Er war in der Vergangenheit schon mehrmals bei verschiedenen Osteopathen in Behandlung gewesen. Das verschaffte ihm vorübergehend Erleichterung, jedoch keine dauerhafte Besserung. Vor acht Jahren teilte ihm sein Hausarzt mit, dass er einen stark erhöhten Cholesterinspiegel habe. Deshalb müsse er lebenslang cholesterinsenkende Medikamente (Statine) einnehmen, was er dann auch tat. Jedenfalls bis er zu mir in die Sprechstunde kam.

Nach der Anamnese nahm ich, wie üblich, die wichtigsten Laboranalysen ab. In erster Linie interessierte mich, ob aufgrund des Schleudertraumas Nitrostress, Oxidativer Stress und Vitamin-B12-Mangel vorlagen. Aber auch sein Cholesterinprofil und ganz besonders die Höhe des oxidierten LDL waren mir wichtig. Bei der osteopathischen Untersuchung waren außer einer verspannten Schulter-Nackenmuskulatur, einer eingeschränkten Beweglichkeit des Kreuzbeins und ein paar druckschmerzhaften Halswirbeln keine dramatischen Auffälligkeiten festzustellen, die die Migräne hätten erklären können. Wie erwartet, stellten wir sehr hohen Nitrostress, einen starken intrazellulären Vitamin-B12-, B2-, B3- und Coenzym-Q10-Mangel fest. Sein Cholesterinspiegel lag etwa 30% über der Norm, ebenso der LDL-Anteil. Interessant war, dass der Spiegel des oxidierten LDL völlig im Normbereich lag. Ich empfahl dem Patienten, eine Woche täglich hochdosiert (1mg/d) Vitamin B12 zu spritzen und danach auf dreitägige Intervalle überzugehen. Außerdem riet ich ihm dringend, seinen Cholesterinsenker abzusetzen und hochdosiert Coenzym Q10, Vitamin B2 und B3, Vitamin C und andere Antioxidantien einzunehmen.

Fünf Wochen nachdem ich dem Patienten diese Therapieempfehlungen gegeben hatte, kam er zum nächsten Behandlungstermin aus Frankreich angereist. Er berichtete, es gehe ihm schon viel besser. Er habe in den letzten fünf Wochen nur zweimal einen leichten Anflug von beginnender Migräne gehabt, den er jedoch jedes Mal durch eine Vitamin-B12-Spritze innerhalb einer halben Stunde völlig zum Abklingen habe bringen können. Der Patient kam noch einige Male in Behandlung. Nach den anfänglichen Erfolgen fasste er Vertrauen, sich die druckschmerzhaften Stellen der Halswirbelsäule neuraltherapeutisch mit Lokalanästhetika anspritzen zu lassen. Nach 15 Behandlungen traten keine weiteren Migräneattacken auf und wir beschlossen, die Behandlung bis auf weiteres zu beenden, da die Anreise aus Frankreich für den Patienten sehr aufwendig war. Sechs Monate nach Abschluss der Behandlung bestätigte mir der Patient auf meine Nachfrage hin, dass er seither keine Migräneattacke mehr gehabt habe. Er sich aber weiterhin einmal pro Woche Vitamin B12 spritze, die Antioxidantien weiter einnehme und keine Cholesterinsenker mehr zu sich nehme.

Was war geschehen? Ähnlich wie die in Fall 8 geschilderte Patientin, litt der Professor unter Nitrostress und Vitamin-B12-Mangel in seinen Körperzellen, als Folge eines Schleudertraumas. Die Situation verschlimmerte sich durch die Einnahme der cholesterinsenkenden Statine. Diese verursachen in den Energiekraftwerken unserer Zellen, den Mitochondrien, Schäden durch Vernichtung von Coenzym Q10, zusätzlich zu den durch Nitrostress verursachten Zerstörungsprozessen (Literaturempfehlung 27). Durch Nitrostress und Cholesterinsenker war ein massives Zellatmungsproblem entstanden. Der Patient lebte quasi wie in einer Plastiktüte. Das wiederum löste im Hirnstamm die Alarmglocke für Sauerstoffmangel aus und aktivierte damit den Migränegenerator.

Der aufmerksame Leser wird sich nun vielleicht fragen, ob es nicht unverantwortlich war, den Cholesterinsenker einfach abzusetzen? Hatte ich den armen Mann nicht dem hohen Risiko ausgesetzt, an Arteriosklerose, Herzinfarkt und Hirnschlag zu erkranken? Hier antworte ich mit einem klaren „Nein". Nach neueren Erkenntnissen wurden der Gesamtcholesterinwert und die Gesamt-LDL-Fraktion für das Arterioskleroserisiko erheblich überschätzt, da die gefährlichen Plaques, die die Gefäße langsam verschließen, aus oxidiertem LDL gebildet werden. Der Spiegel des oxidierten LDL lag bei diesem Patienten aber völlig im Normbereich und blieb es auch nach Absetzen der Cholesterinsenker. Es gibt Menschen, die genetisch bedingt sehr hohe Cholesterinspiegel haben und damit in bester Gesundheit über 90 Jahre alt werden. An dieser Stelle möchte ich den Neurologen Dr. Perlmutter zitieren (Literaturempfehlung 22). In seinem Buch „Dumm wie Brot" schreibt er: „Da Cholesterin für das gesunde Gehirn so wichtig ist, bin ich wie viele meiner Kollegen der Ansicht, dass Statine, der Verkaufsschlager zur Cholesterinsenkung, den unzählige Menschen einnehmen, Gehirnproblemen und anderen Erkrankungen Vorschub leisten könnten." Diese Medikamente haben außerdem eine Vielzahl anderer gefährlicher Nebenwirkungen. Die beste und gleichzeitig nebenwirkungsfreie Möglichkeit, diese Plaques effizient abzubauen, ist die Einnahme von hochdosierten Antioxidantien wie Vitamin C, Coenzym Q10, Alpha-Liponsäure, Glutathion, Melatonin etc. Bei diesem und bei anderen Patienten mit Coenzym-Q10-Mangel erzielte ich die messbar besten Behandlungsergebnisse mit einem Präparat mit geschmolzenem Ubiquinol in ultrakleinen Tropfen, die direkt über die Mundschleimhaut schnell und gut aufgenommen werden. Ubiquinol ist die am besten wasserlösliche Form des Coenzyms Q10 und wird daher mehr als dreimal besser vom Körper aufgenommen als Ubiquinon. Bei manchen, preislich deutlich günstigeren Präparaten konnte ich keine nennenswerte Verbesserung des Coenzym-Q10-Spiegels im Blut feststellen.

Fall 10: Nitrostress und Halswirbelblockaden nach Treppensturz

Eine 52-jährige, sehr schlanke Verkäuferin, berichtete, dass sie fast täglich an Kopfschmerz oder Migräne leide, seit sie vor drei Jahren kopfüber eine Kellertreppe hinuntergefallen und mit dem Kinn aufgeschlagen war. Ich erklärte ihr, dass sie möglicherweise eine instabile Halswirbelsäule habe. Daraus seien wahrscheinlich Nitrostressquellen an der Wirbelsäule entstanden, verbunden mit einem erhöhten Vitamin-B12-Verbrauch. Meinen Vorschlag, zumindest einen Nitrostresstest durchzuführen, lehnte sie ab, da sie nicht privat versichert war und ihr die Laborkosten in Höhe von ca.100,- Euro dafür zu teuer erschienen. Außerdem wollte sie am nächsten Tag in den Urlaub fahren. In solchen Fällen schlage ich die Methode vor, „in den Busch hineinschießen und schauen was herausfliegt“. Ich empfahl ihr, eine Woche lang täglich 1mg Vitamin B12 zu spritzen und danach auf eine bis zwei Spritzen pro Woche zu reduzieren.

Bei der osteopathischen Untersuchung fielen zwei Halswirbelblockaden und zwei Brustwirbelblockaden auf, die ich sofort löste. Danach wünschte ich ihr einen schönen Urlaub. Sechs Wochen später kam sie zurück und berichtete, sie habe während der ersten Woche, in der sie täglich 1mg Vitamin B12 gespritzt hatte, keine Kopfschmerzen und keine Migräne gehabt. Daraufhin hätte sie versucht, auf größere Abstände zu gehen, habe aber sofort wieder Migräne bekommen. Sie spritzte sich daher über komplett sechs Wochen täglich weiter 1 mg Vitamin B12. Unter dieser Therapie trat keine Migräne mehr auf. Ich war neugierig, wie sich der intrazelluläre Vitamin-B12-Spiegel, der indirekt über die Methylmalonsäure im Urin gemessen wird, unter sechswöchiger, täglich tausendfach erhöhter Vitamin-B12-Therapie entwickelt hatte. Wir führten deshalb einen Urintest durch. Das Ergebnis war zu meiner großen Überraschung ein nur sehr geringfügig erhöhter intrazellulärer Vitamin-B12-Spiegel. Die Patientin hatte also aufgrund ihrer instabilen Halswirbelsäule so starken Nitrostress, dass sie das Tausendfache der normalen täglichen Dosis an Vitamin B12 verbrauchte, um diesen zu kompensieren und keine Migräne zu bekommen. Da es natürlich ein unangenehmer Gedanke ist, sich möglicherweise lebenslang täglich eine Spritze in Bauch oder Po setzen zu müssen, versuchten wir auf Vitamin-B12-Tabletten umzustellen. Ich verschrieb ihr Cyancobalamin-Tabletten (1mg), von denen sie täglich zwei unter der Zunge zergehen lassen sollte. Das Resultat war leider gleich Null. Die Patientin bekam einen Migräneanfall, als ob sie kein Vitamin B12 eingenommen hätte.

Es scheint also tatsächlich so zu sein, dass oral verabreichtes Vitamin B12 bei manchen Patienten nur zu einem sehr geringen Teil vom Körper in die Zellen aufgenommen wird. Man darf auch nicht vergessen, dass das Vitamin B12, um seine Arbeit in den Mitochondrien zu tun, durch zwei Membranen hindurchkommen muss. Einmal durch die Zellmembran und durch die Mitochondrienmembran in der Zelle. Damit dies gelingen kann, muss offensichtlich ein sehr hoher Spiegel im Blut vorliegen, der mit Tabletten manchmal nicht erreicht wird. Mittlerweile habe ich allerdings gute Erfahrungen mit Vitamin-B12-Kapseln gemacht, in denen das Vitamin B12 in Form von Methylcobalamin (500mcg) in Kombination mit Vitamin B6, Folsäure und Biotin enthalten ist. Bei diesen Kapseln wird durch die Kombination der vier Vitamine eine sehr gute Aufnahme erzielt, so dass bei täglicher Gabe meist ein zufriedenstellender, intrazellulärer Vitamin-B12-Spiegel erreicht wird. Vitamin B12 kann übrigens nicht überdosiert werden, da es wasserlöslich ist und nach 24 bis 36 Stunden, je nach Präparat, über die Nieren wieder ausgeschieden wird.

Fall 11: Nitrostress und osteopathische Dysfunktion nach Schleudertrauma

Eine 50-jährige Sozialarbeiterin litt seit einem Auffahrunfall, der zehn Jahre zurücklag, unter Migräne, chronischen Kopfschmerzen, Schulter-Nackenschmerzen, Tinnitus, Herzrhythmusstörungen, Wirbelblockaden, Rückenschmerzen, Bewegungseinschränkungen, kribbelnden Missempfindungen (Parästhesien) des rechten Armes, immer wiederkehrenden Schluckstörungen und chronischer Erschöpfung.

Bei der osteopathischen Untersuchung fielen mir ein ausgeprägter Muskelhartspann im Bereich der Schulter-Nackenmuskulatur insbesondere des Trapeziusmuskels, des Schulterblatthebermuskels, der Zungenbeinmuskulatur, der kurzen Nackenmuskulatur und der Muskulatur des Brustkorbs auf. Wiederkehrende Wirbelblockaden im Bereich von Halswirbelsäule (HWS) und oberer Brustwirbelsäule (BWS) ergänzten die Symptome. Die Mobilisation der Kopfgelenke löste bei der Patientin Übelkeit aus. Druckschmerzhafte Dornfortsätze an HWS und BWS wiesen auf entzündliches Geschehen bzw. Nervenirritation im Bereich des Sympathischen Grenzstrangs hin.

Ich behandelte die Patientin osteopathisch und injizierte Lokalanästhetika an Hals- und Brustwirbelsäule (Selektive Rezeptorblockaden). Um den mit einem Schleudertrauma verbundenen Nitrostress zu neutralisieren, injizierte ich zudem regelmäßig hochdosiertes Vitamin B12. Der Patientin ging es innerhalb von sieben Monaten wöchentlicher Behandlung kontinuierlich besser, bis die Migräne endlich ganz ausblieb.

Was waren die Ursachen für die Leiden dieser Patientin? Die Überdehnung der Strukturen zwischen Kiefer und Zungenbein, der Halswirbelligamente sowie eine Kompression anderer Strukturen hatte zu einer komplexen Symptomatik geführt.

Durch die instabile Halswirbelsäule werden die Nervenäste (Ramii meningei) gereizt, die aus dem Bereich der oberen drei Halswirbelsegmente die Hirnhautauskleidung der hinteren Schädelgrube innervieren und Verbindung zum Trigeminusnerv, sowie zum obersten Schaltzentrum des Vegetativen Nervensystems (Ganglion Cervicale Superior) halten und so zu chronischem Kopfschmerz führen können. Hinzu kamen kompensatorische, wiederkehrende Wirbelblockaden insbesondere im Bereich der unteren Halswirbelsäule, oberen Brustwirbelsäule und des Übergangs zwischen Halswirbelsäule und Brustkorb, mit Bewegungseinschränkungen, Wurzelreizungen und Missempfindungen (Parästhesien) im rechten Arm. Die angespannte Schulter-Nackenmuskulatur, durch Reizung der Halswirbelsegmente C3-C5 mit Reizung des Nucleus spinosus des Trigeminusnervs in diesem Bereich, trug zu einer Verstärkung der Kopfschmerzsymptomatik bei. Die Kompression von Brustbein, Brustkorb und Herz beeinträchtige die Brustwirbelsäule. Die Verschiebung der Zugspannung im Bereich der vorderen und hinteren Muskel-Faszien-Kette führte zu Spannungsgefühlen. Im Bereich der instabilen Halswirbelsegmente wurde vermehrt Stickstoffmonoxid produziert, was zu einer mitochondrialen Unterversorgung und damit verbundenem Erschöpfungszustand führte. Der durch Stickstoffmonoxid ausgelöste Nitrostress verursacht über Hemmung der Mitochondrienfunktion und des Citratcyclus' ein extremes Energiedefizit sowie eine Beeinträchtigung wichtiger Stoffwechselprozesse.

Fall 12: Trapezius-Triggerpunkte

In meiner Anfangszeit als Migränetherapeut kam ein 11-jähriges Mädchen mit seiner Mutter in meine Praxis. Damals arbeitete ich bei Migräne nur mit Akupunktur und Laserakupunktur und hatte die anderen Säulen erfolgreicher Migränetherapie noch nicht für mich und meine Patienten entdeckt. In dieser Zeit konnte ich noch nicht in 75% der Fälle, sondern nur etwa in 20%, die Migräne dauerhaft ausheilen. Das Kind litt schon seit dem sechsten Lebensjahr an Migräneanfällen, die etwa alle zwei bis drei Wochen auftraten.

Da das Mädchen Nadelangst hatte, blieb nur Laserakupunktur zur Behandlung. Ich behandelte nach der traditionell chinesischen Anamnese Leber- und Gallenblasenmeridian mit dem Laserakupunkturgerät. Zusätzlich behandelte ich mit Laserakupunktur versuchsweise die Triggerpunkte im Bereich der verhärteten Muskelstränge der Schulter insbesondere des Trapeziusmuskels und des Schulterblatthebermuskels. Triggerpunkte sind verhärtete, tastbare Knoten in punktuell zusammengezogenen Muskelfasern, die ein ausgeprägtes Spannungsgefühl im Muskel vermitteln. Man kann die Punkte entweder manuell einzeln plattdrücken, was sehr schmerzhaft ist, oder aber mit einer längeren Akupunkturnadel „auseinanderzucken“ lassen, als schnellere, elegantere und vollständigere Methode. Dabei sind für den Behandelnden und für den Patienten Muskelzuckungen spürbar. Zu meiner Überraschung konnte ich bei dem Mädchen auch ohne Nadel, nur mit dem Laserstrahl und leichtem Druck auf den Triggerpunkten, das typische Zucken auslösen. In der Regel ist das meist nur mit einer Nadel möglich. Ich behandelte das Mädchen zehn Mal innerhalb von drei Monaten. Nach den ersten vier Behandlungen traten keine weiteren Migräneanfälle auf.

Schade ist, dass ich nie herausfinden werde, wie es gewesen wäre, wenn ich als Therapieansatz nur die chinesischen Energiemeridiane gelasert hätte oder aber nur die Triggerpunkte behandelt hätte. Die Kombination von Therapiemethoden ist letztlich ein wissenschaftliches Problem, das ich heute, bei weitaus profunderem Wissen über Migräne, noch in stärkerem Maße habe als damals. Da ich heute meistens mehrere Therapiemethoden miteinander verbinde, um möglichst schnell zum Therapieerfolg zu gelangen, bevor dem Patienten die Geduld ausgeht, kann ich oftmals im Nachhinein nicht eindeutig sagen, welche Methode nun eigentlich den größten Teil des Erfolges ausgemacht hat. Bei dieser Patientin ist es aber wahrscheinlich, dass von den angespannten Schulter-Nackenmuskeln eine ständige Nervenirritation ausging, die schließlich den Migränegenerator im Hirnstamm aktivierte.

Fall 13: Ungesunde Ernährung und Lebensweise

Ein 17-jähriges Mädchen kam mit seiner Mutter in meine Sprechstunde und berichtete, sie habe seit sechs Monaten fast täglich Kopfschmerzen, die etwa zweimal wöchentlich in Migräne übergingen. Meist begannen die Kopfschmerzen am späten Vormittag im Schulunterricht und besserten sich gegen Abend. Hinzu kämen Konzentrationsstörungen. Schon in der Anamnese zeigten sich mehrere mögliche Hinweise auf die Ursache. Das Mädchen gab an, bei ihrem Körpergewicht von fünfzig Kilogramm nur einen halben Liter Flüssigkeit zu sich zu nehmen. Normal wären mindestens zwei Liter. Ich empfehle vierzig Milliliter pro Kilogramm Körpergewicht. Auf die Frage nach ihren Ernährungsgewohnheiten erklärte sie, dass sie meistens nicht frühstücke, mittags gegen 13.00 Uhr eine Portion Pommes Frites oder Nudeln oder ein Sandwich zu sich nehme und abends dann zwischen 17.00 Uhr und 22.00 Uhr noch Pizza, Pasta oder etwas Ähnliches esse. Zwischendurch trinke sie süße Limonaden, ohne die sie nicht leben könne. Seit einem traumatischen Ereignis in der Nachbarschaft könne sie abends nur noch mit Licht einschlafen. Meist schlafe sie vor dem laufenden Fernseher ein.

Der aufmerksame Leser wird auch ohne medizinische Ausbildung bemerken, dass dieser Lebenswandel nicht gesund sein kann. Ich erklärte der jungen Dame, dass eine Änderung der Lebensweise dringend erforderlich sei, wenn sie ihre Kopfschmerzen loswerden wolle. Sie hielt dies zunächst für Unsinn. Da sie aber aufgrund ihrer Kopfschmerzen einen hohen Leidensdruck hatte, erklärte sie sich bereit, testweise einen Monat lang alle meine Änderungsvorschläge umzusetzen. Sie wollte dann anhand ihres Befindens entscheiden, ob sie die Veränderungen beibehalte oder nicht. Ich empfahl ihr, mindestens zwei Liter ungesüßtes Wasser über den Tag verteilt zu trinken. Jeden Morgen vor der Schule unbedingt ein eiweiß- und fettreiches Frühstück mit Ei, Butter, fettem Quark oder Fleisch zu sich zu nehmen, mittags ein ebensolches Mittagessen und abends spät vor dem Schlafen noch ein fettreiches und kohlenhydratarmes Spätstück zu essen. Da sie sich nicht vorstellen konnte, ohne Licht und Fernsehen einzuschlafen, riet ich ihr eine Zeitschaltuhr zu kaufen, die nach einer Stunde Licht und Fernseher ausschaltet. Ich erklärte ihr, dass weitere Untersuchungs- und Behandlungsmaßnahmen nur nach dieser Testphase Sinn hätten. Wir vereinbarten einen Folgetermin. Nach vier Wochen erklärte die Patientin lächelnd, dass sie seit drei Wochen weder Kopfschmerz noch Migräne gehabt habe.

Was war passiert? Das Mädchen hatte durch sein mangelhaftes Trinkverhalten und sein unregelmäßiges, kohlenhydratreiches, fett- und eiweißarmes Essverhalten ständig dafür gesorgt, dass in ihrem Hirnstamm Alarm ausgelöst wurde. Der Hirnstamm kontrolliert, ob lebenswichtige Substanzen, wie Flüssigkeit und Glukose in ausreichendem Maße vorhanden sind. Es kam daher zu andauernden, starken Blutzuckerschwankungen und Flüssigkeitsspiegelschwankungen. Als hätten diese beiden Faktoren nicht schon ausgereicht, strapazierte sie ihr Nervenkostüm nachts noch mit Fernseh-Dauerbeschallung und sorgte für eine stark verminderte Melatonin-Produktion. Es gibt Studien, die klar zeigen, dass schon ein kleines, im Schlafzimmer brennendes Lämpchen ausreicht, um die Produktion dieses wichtigen Schlafhormons stark zu vermindern. Da Melatonin wichtige Funktionen hat, unter anderem auch für den Abbau von Histamin im Körper, wurde ihr ganzer Körper durch diesen Raubbau in einen Zustand von Unordnung versetzt. Dieser hätte wahrscheinlich schon alleine gereicht, um Kopfschmerz und allerlei psychische Symptome hervorzurufen.

Fall 14: Steißbeinnarbe

Eine 26-jährige Studentin litt seit vier Jahren unter heftigen, mindestens einmal wöchentlich auftretenden Migräneattacken. Die Laborbefunde waren unauffällig, auch die osteopathische Untersuchung ergab keine größeren Auffälligkeiten, die die Attacken erklärt hätten. Aus der Anamnese ergab sich, dass die Beschwerden vor vier Jahren etwa zeitgleich mit einer Steißbeinfistel aufgetreten waren. Diese wurde neun Monate nach ihrer Entdeckung operativ verschlossen. Nach der Operation glaubte die Patientin zunächst, dass mit der Fistel auch die Migräne weg sei, da sie ab diesem Zeitpunkt sechs Monate lang keine Migräneattacken mehr verspürte. Doch kurz darauf setzte die Migräne umso heftiger wieder ein.

Ich dachte zuerst an ein klassisches Narbenstörfeld im Bereich der etwa 5 cm langen Narbe in der Analfalte über dem Steißbein. Die Patientin war einverstanden, sich die Narbe mit Procain infiltrieren zu lassen. Beim Spritzen bemerkte ich, dass das Narbengewebe äußerst hart war und ich nur mit ungewöhnlich hohem Stempeldruck den Inhalt der Spritze ins Gewebe pressen konnte. Tapfer biss die Patientin die Zähne zusammen. Ich vereinbarte mit ihr, dass sie mich in wöchentlichen Abständen über die weitere Entwicklung auf dem Laufenden halten solle. Die ersten vier Wochen war sie völlig beschwerdefrei. Nach der fünften Woche berichtete sie, dass sie noch keine Migräne habe, jedoch wieder Kopfschmerzen aufgetaucht seien. Sie habe das Gefühl, kurz vor der nächsten Migräne zu stehen. Wir entschieden uns, die Steißbeinnarbe nochmals mit Procain zu unterspritzen. In der Neuraltherapie ist es ein bekanntes Phänomen, dass sich Störfelder, wie Narben, oft mehrmals in zeitlich immer größeren Abständen wiederaufbauen, bis sie endgültig verschwinden. Zu unserer Überraschung, aber auch Enttäuschung bekam sie zwei Tage nach der zweiten Unterspritzung eine erneute heftige Migräneattacke. Eine weitere Narbenunterspritzung, kurz darauf, konnte die wieder aufgeflackerte Migräne nicht bremsen.

Was war zu tun? Ich hatte in anderen Fällen ähnliche Phänomene beobachtet. Man hatte ein Störfeld ausgelöscht und glaubte anhand der ausbleibenden Kopfschmerzsymptomatik, die Heilung sei bereits geschehen. Und plötzlich schlug die Migräne erneut mit voller Wucht zu. Aus meiner Erfahrung heraus bedeutete dies, dass es bei dieser Patientin noch ein anderes Störfeld geben musste. Bei der Untersuchung des Rückens auf druckschmerzhafte Stellen fiel mir auf, dass sechs Stellen im Bereich des Kreuzbeins druckschmerzhaft waren. Ich spritzte zusätzlich an diese Stellen durch die Öffnungen im Kreuzbein (Sacralformina) Lokalanästhetika in einer bestimmten Verdünnung in die Tiefe an die Sakralnerven. Das wiederholte ich sieben Mal in zunächst wöchentlichen, dann zunehmend größeren Abständen. Das war die Lösung. Danach war die Patientin dauerhaft frei von Migräne, und wir konnten die Heilung feiern. Ich lege in solchen Fällen die Patientenkarte vier Monate nach der letzten Migräne auf einen Stapel und vergewissere mich nach einem Jahr über den Stand der Dinge. Daher kann ich sagen, dass man in fast allen Fällen, in denen die Patienten vier Monate keine Migräne mehr hatten, davon ausgehen kann, dass die Migräne tatsächlich ausgeheilt ist. Ich habe bisher bei über 300 Fällen geheilter Migräne nur fünf Ausnahmen von dieser Regel erlebt.

Fall 15: Partnerschaftskonflikt

An dieser 45-jährigen Patientin habe ich mir vor einigen Jahren als Therapeut die Zähne ausgebissen. Heute bin ich dankbar für diesen Fall, weil er mir half, das Migräne-Fassmodell besser zu verstehen. Sie litt seit acht Jahren ein- bis zweimal wöchentlich, insbesondere am Wochenende, an heftigen Migräneattacken, die durch nichts zu stoppen waren.

Weder die Anamnese noch die osteopathische Untersuchung ergaben größere Auffälligkeiten. Auch die Laboruntersuchungen waren alle unauffällig. Neuraltherapeutisch boten sich ein paar Narben und druckschmerzhafte Punkte an der oberen Brustwirbelsäule zur Unterspritzung an. Ich behandelte die Patientin mit Akupunktur und Neuraltherapie, löste osteopathisch ein paar Fasziendystorsionen und schlug ihr eine kohlenhydratarme Diät vor. Aber alles war umsonst. Mit schöner Regelmäßigkeit hatte sie jede Woche ihre Migräneattacken, besonders zum Wochenende. Nach zwanzig Sitzungen zogen wir Bilanz. Es hatte sich trotz aller Mühen leider nichts am Migränemuster oder der Migränehäufigkeit geändert. Wir versprachen uns beide wenig davon, die Behandlung fortzusetzen und schlossen sie daher ab.

Ich erinnerte mich an einen meiner besten Osteopathielehrer, Peter Blagrave, der schon über 70 Jahre alt war, als er mich in England unterrichtete. Weil er so viel Erfahrung hatte und seine Arbeit so routiniert und perfekt wirkte, hatte ihn ein Kollege gefragt, ob er denn jedem Patienten helfen könne. Seine Antwort war: „An dem Tag, an dem ich jedem helfen kann, werde ich mich Gott nennen!" Ich musste also einfach akzeptieren, dass ich trotz aller Anstrengung nicht jedem helfen konnte.

Über ein Jahr später traf ich die Patientin zufällig in der Stuttgarter Innenstadt wieder. Sofort erkundigte ich mich, wie es ihr ginge und was ihre Migräne mache. Lächelnd antwortete sie, dass sie seit einem halben Jahr keine Migräne mehr habe. Ungläubig fragte ich sie, was sie gemacht habe und ob sie bei der Konkurrenz gewesen wäre, von der ich vielleicht noch etwas lernen könne. Nein, sie habe sich von ihrem Freund getrennt, mit dem sie seit acht Jahren aus finanziellen Gründen zusammen war. Und seitdem habe sie keine Migräne mehr. Da fiel es mir wie Schuppen von den Augen. Ich wusste, um eine Migräne vollständig zu beseitigen, musste ich das Fass der Ursachen mindestens zur Hälfte leeren. Ich konnte das Fass der Migräneursachen aber in diesem Fall auch mit den besten Methoden nie zur Hälfte leeren, da ihr psychischer Konflikt über die Hälfte des Fassvolumens ausmachte. Die Patientin lebte mit einem Menschen zusammen, den sie am liebsten verlassen hätte, was sie aber aus Existenz- und Statusverlustängsten heraus nicht tat.

Ich gehe seither davon aus, dass ein Großteil der Patienten, denen ich nicht helfen kann, ebenfalls einen schweren ungelösten psychischen Konflikt mit sich herumträgt. Mittlerweile bin ich dazu übergegangen schon in der Erstanamnese danach zu fragen. Dennoch bin ich der Meinung, dass die Erklärung „Psyche“ in den allermeisten Fällen aus Unkenntnis und Ratlosigkeit überstrapaziert wird. Der Faktor Psyche spielt sicher in vielen Fällen als Sahnehäubchen eine Rolle, allein schon wegen der Ausschüttung von Stresshormonen, die den Blutzuckerspiegel und damit das Kontrollzentrum im Hirnstamm beeinflussen. Allerdings kann ich mit Sicherheit sagen, dass die Psyche nur in weniger als 20% der Fälle eine so entscheidende Rolle spielen kann, dass alle anderen Behandlungsmethoden nicht anschlagen. Wäre es anders, könnte ich nicht in 75% der Fälle die Migräne durch meine Behandlungen komplett auslöschen.

Fall 16: Kohlenhydratintoleranz und Schilddrüsenunterfunktion

Die 23-jährige Patientin litt seit der Kindheit häufig an Kopfschmerzen. Diese schaukelten sich in den letzten Jahren vermehrt zu Migräneanfällen auf. Als sie zu mir in Behandlung kam, hatte sie acht bis zehn Migräneanfälle im Monat. Neben der Migräne hatte sie jede Menge Begleitsymptome, die sie mit verschiedenen Medikamenten für Herz, Kreislauf und Psyche behandelte. Darunter waren Erschöpfung und Schlaflosigkeit, Nervosität, Depressive Episoden, Reizbarkeit, Schwindel, Schwächegefühl, Konzentrationsstörungen, besonders nachts eine verstopfte Nase, Herzklopfen, Herzrasen, Panikattacken, Albträume, gelegentliche Ohnmachtsanfälle, zitternde Hände, zeitweise verschwommenes Sehen, Blähungen, Bauchkrämpfe, öfters Prickeln in Händen, Füßen oder Gesicht, Erröten des Gesichtes und Schweißausbrüche, besonders nachts Fuß- und Beinkrämpfe.

Schon bei den Laboruntersuchungen fand ich ausreichend starke Anhaltspunkte für die Ursachen der Migräne. Bei der osteopathischen Untersuchung diagnostizierte ich typische druckschmerzhafte Gewebeverquellungen entlang der Hals- und Brustwirbelsäule, wie ich sie oft bei Migränepatienten gefunden hatte. Ich ging daher sehr optimistisch an den Fall heran. Im Laborbefund zeigte sich, dass die Diaminoxidase, ein histaminabbauendes Enzym, stark vermindert war und folglich eine Histaminintoleranz sehr wahrscheinlich. Außerdem litt die Patientin an einer Schilddrüsenunterfunktion auf Grund einer autoimmunen Schilddrüsenentzündung (Hashimoto-Thyroiditis). Letztere wurde seit zwei Jahren mit Schilddrüsenhormonen behandelt. Dazu kam Nitrostress mit erhöhtem Nitrotyrosin und erhöhter Nitrophenylessigsäure, also überhöhter Stickstoffmonoxid-Produktion. Daraus resultierte ein Vitamin-B12-Mangel in den Zellen. Eine ausgeprägte Östrogendominanz mit Progesteronmangel rundete das Bild meiner Untersuchung ab. Eigentlich genügend Ansatzpunkte für eine erfolgreiche Behandlung. Ich empfahl ihr eine histaminarme Diät einzuhalten, zu histaminreichen Mahlzeiten zwei Kapseln Diaminoxidase einzunehmen, regelmäßig Vitamin B12 zu spritzen, um den Nitrostress auszugleichen und eine bioidentische Progesteroncreme zweimal täglich auf die Unterarme aufzutragen. Zusätzlich spritzte ich an die Nerven der Hals- und Brustwirbelsäule Lidocain in einer bestimmten Verdünnung, bis keine druckschmerzhaften Stellen bzw. Grenzstrangblockaden mehr zu finden waren.

Es stellte sich eine gewisse Besserung ein. Die Migräneattacken traten nicht mehr acht- bis zehnmal sondern nur noch zwei- bis viermal Mal im Monat auf. Trotz der Frequenzverminderung war ich unzufrieden. Mein Ziel ist immer, die Migräne ganz auszulöschen. Ich habe oft genug gesehen, dass das grundsätzlich möglich ist. Im psychischen Bereich lagen keine größeren Konflikte vor. Der Zahnarzt bestätigte, dass die Patientin keine toten Zähne hatte. Wir waren nach zwanzig Behandlungen in eine Sackgasse geraten. Irgendwo musste es noch eine weitere Ursache geben, die gewissermaßen Volumen ins Fass der Ursachen füllte. Ich wusste, ich war unter Zeitdruck. Etwas Zeit gab mir die Patientin noch, da sie mir auf Grund der Besserung vertraute. Aber mir war klar, dass sie die Behandlung demnächst abbrechen würde, wenn sich keine anhaltende Besserung zeigen würde. Ich nahm mir also noch einmal die Liste ihrer sämtlichen Beschwerden und Symptome vor und studierte sie ausführlich. Die Liste der Symptome las sich wie eine lehrbuchmäßige Aufzählung der Symptome von Unterzuckerung (Hypoglykämie) wie sie bei Kohlenhydratunverträglichkeit immer wieder auftritt. Ich verordnete der Patientin deshalb die folgende radikale Diät. Ich bat sie, diese mindestens vier Wochen durchzuhalten und dabei aufzuschreiben, wie es ihr ginge. Unter die strikt verbotenen Nahrungsmittel bei Kohlenhydratintoleranz fallen Zucker und Süßigkeiten in jeglicher Form inklusive Dextrose, Sucrose, Maltose, Glucose, Fructose, Honig, Sirup, Stärke, gesüßte Erfrischungsgetränke und Alkohol. Wer den süßen Geschmack liebt, sollte mit Stevia süßen. Verboten sind außerdem Fruchtsäfte, getrocknete Früchte, Erbsen, Linsen, Bohnen, Kartoffeln, glutenhaltige Getreide, wie Weizen, Dinkel, Roggen und Gerste. Mais, Reis, Brot, Nudeln, Bananen und Weintrauben sind ebenfalls zu vermeiden. Auch der Verzicht auf Koffein ist unabdingbar.

Durch diese Diät wird kaum Insulin ausgeschüttet und ohne Insulin gibt es keine Unterzuckerung. Es sollte außerdem darauf geachtet werden, zu den Mahlzeiten ausreichend Fette zu sich zu nehmen, um größere Blutzuckerschwankungen zu verhindern. Zehn Tage nach Beginn der Diät begann sich der Körper der Patientin zu erholen, was sich in mehr Energie und einer deutlichen Verminderung der genannten Symptome ausdrückte. Nach der ersten Woche traten keine weiteren Migräneattacken auf. Nach vier Wochen hatte die Patientin testweise versucht, die Diät vorsichtig zu lockern, um zu sehen, was möglich ist, ohne erneut Symptome auszulösen. Prompt bekam sie wieder Kopfschmerzen und einige andere Symptome, die während der Diät völlig verschwunden waren. Durch dieses Experiment motiviert, setzte sie weiter streng auf die Diät und hatte keine weiteren Migräneanfälle mehr. Nach sechs Monaten gelang es ihr, die Diät etwas zu lockern. Sie nahm wieder kleinere Mengen der verbotenen Lebensmittel zu sich. Dadurch wurden weder die Migräne noch die anderen Symptome ausgelöst. Allerdings verzichtete sie komplett auf Zucker. Als Nebenwirkung der Diät nahm sie 8 kg ab und konnte sowohl ihre Antidepressiva, als auch ihre Beruhigungsmittel, ihre Schlafmittel und ihre Blutdrucksenker absetzen. Interessanterweise konnte sie auch ihre Schilddrüsenhormontabletten auf die halbe Dosis reduzieren und ihre Antikörper gegen Schilddrüsengewebe waren stark abgefallen.

Wie war das zu erklären? Die Antwort findet sich in dem Buch „Schilddrüsenunterfunktion und Hashimoto anders behandeln“ von Dr. Datis Kharrazian: „Zahlreiche Studien aus mehreren Ländern sehen eine enge Beziehung zwischen einer Glutenintoleranz und Hashimoto-Thyroiditis. Da die Molekularstruktur des Glutens der des Schilddrüsengewebes sehr ähnlich ist, könnte das Problem durch Verwechslung zustande kommen. Hinzu kommt eine reaktive Unterzuckerung (Hypoglykämie), bei der der Blutzuckerspiegel als Reaktion auf kohlenhydratreiche Nahrungsmittel oder Auslassen von Mahlzeiten immer wieder zu stark absinkt. Die Hypoglykämie steht in Zusammenhang mit allen Formen der Schilddrüsenunterfunktion, doch die häufigste Form wird durch eine Trägheit der Hypophyse (Hirnanhangsdrüse) verursacht. Die Hypophyse ist für die Steuerung des Hormonsystems verantwortlich. Ständige Blutzuckerschwankungen belasten die Nebennieren und hemmen dadurch die Hypophyse, wodurch die Gesundheit der Schilddrüse ungünstig beeinflusst wird."

Dies ist neben Nitrostress und der „Pille" vermutlich die Haupterklärung dafür, dass es in den letzten Jahren einen so erschreckend hohen Anteil von Patienten mit Schilddrüsenunterfunktion gibt. Diese sind auch unter den Migränepatienten überdurchschnittlich häufig. Die Unterzuckerungen lösen im Hirnstamm wieder Energiemangelalarm aus und der Migränegenerator wird aktiviert. Wenn die Energiekraftwerke unserer Zellen, die Mitochondrien, durch Nitrostress oder vererbte Mitochondropathien ohnehin schon vorgeschädigt sind, so ist die Migräne natürlich durch Blutzuckerabfall noch viel leichter auslösbar. Diese Zusammenhänge sind vielen Kollegen leider nicht geläufig, so dass meine Patienten von manchen Hausärzten belächelt werden, wenn sie davon berichten. Ich erzähle ihnen dann gerne vom Ausspruch eines meiner Professoren: „Wer über etwas lacht, was er nicht versteht, ist auf dem Wege den Verstand zu verlieren."

Fall 17: Nitrostress nach Faustschlag

Ein 24-jähriger Polizist klagte darüber, dass er seit etwa drei Jahren immer nach dem Sport an Migräne leide, insbesondere nach dem Joggen oder Fußballspielen. Sonst nur sehr selten. Vor drei Jahren hatte er im Dienst von einem Betrunkenen einen Faustschlag ins Gesicht bekommen. Seither fühlte er sich grundsätzlich müde, leistungsreduziert und litt unter den beschriebenen Migräneattacken.

Mittlerweile hatte ich schon so viele Nitrostresspatienten, dass bei mir sofort die Alarmglocken klingelten. Alles deutete auf eine instabile Halswirbelsäule hin. Der Faustschlag konnte ein Schleudertrauma ausgelöst haben. Ich untersuchte zunächst den Morgenurin auf Nitrostress. Und siehe da, ich wurde sofort fündig. Sowohl Citrullin, ein Nebenprodukt bei der Produktion von Stickstoffmonoxid im Körper als auch Methylmalonsäure, ein Indikator für Vitamin-B12-Mangel in den Körperzellen, waren stark erhöht. Die Arbeitshypothese Nitrostress war also richtig. In der instabilen Halswirbelsäule wurde bei Erschütterungen, wie sie bei sportlicher Betätigung auftreten, besonders viel Stickstoffmonoxid ausgeschüttet. Ich empfahl dem Patienten, eine Woche täglich hochdosiert Vitamin B12 zu spritzen und dann dazu überzugehen nur noch an seinen Sporttagen jeweils einige Stunden vor Beginn der sportlichen Aktivität eine Ampulle hochdosiertes Vitamin B12 (1,5mg) zu spritzen. Nach einem Monat sollte er sich wieder bei mir melden. Er rief mich an und war sehr zufrieden. Er halte sich genau an die Anweisungen und habe bisher keine Migräneanfälle mehr gehabt, auch nach dem Sport nicht. Ich bat ihn, so weiterzumachen und sich spätestens in fünf Monaten noch einmal zu melden, falls er vorher keine Migräneanfälle mehr habe. Nach den fünf Monaten konnte er berichten, dass er auch weiter, unter der genannten Behandlung, keine Migräneanfälle mehr gehabt habe.

Man kann in diesem Fall nicht wirklich von Heilung sprechen, da die instabile Halswirbelsäule weiter besteht und in erhöhtem Masse Stickstoffmonoxid produziert. Doch zumindest waren die schädlichen Folgen des Nitrostresses durch die Behandlung mit hochdosiertem Vitamin B12, dem natürlichen Gegenspieler von Stickstoffmonoxid, neutralisiert. Der Patient brauchte keinerlei Schmerzmedikamente mehr und hatte eine deutlich erhöhte Lebensqualität. Ausführlich gehe ich auf diese Zusammenhänge im Kapitel „Halswirbelsäule und Nitrostress" ein. Um auf die Vitamin-B12-Spritzen langfristig verzichten zu können, hätte man die Halswirbelsäule stabilisieren müssen. Entweder operativ, wie Dr. Kuklinski das in seinem Buch „Das HWS-Trauma" beschreibt oder mit anderen, noch wenig erprobten Methoden, wie z. B. der Proliferationstherapie, bei der Glukoselösung in instabile Bandstrukturen gespritzt wird, um diese zu festigen. Zu diesen Methoden liegen mir allerdings keine Erfahrungswerte vor.

Fall 18: Steißbeinsturz

Ein 13-jähriger Junge kam mit seiner Mutter in meine Praxis. Er war vor zwei Jahren von einem Kirschbaum drei Meter tief auf den Boden gefallen und anschließend zwanzig Minuten bewusstlos auf dem Rücken gelegen. Seither litt er an leichtem bis mittelschwerem Dauerkopfschmerz, der etwa viermal im Monat in einem heftigen zweitägigen Migräneanfall gipfelte. Hinzu kamen permanente Rückenschmerzen im Bereich der Lendenwirbelsäule. Auf Schmerzmedikamente sprach er kaum an. Er war bereits zwölfmal bei einem osteopathisch arbeitenden Kollegen gewesen, was ihm jedoch keine Besserung der Beschwerden gebracht hatte. Auf meine Nachfrage hin, was der Kollege denn gemacht habe, erfuhr ich, dass dieser, wegen der Kopfschmerzen, ausschließlich mit den Händen am Kopf gearbeitet hatte. Auch hatte er es zu meiner Überraschung nicht für notwendig erachtet, den Jungen sich entkleiden zu lassen. Da es nun gerade die Besonderheit der Osteopathie ist, den Menschen mit all seinen funktionellen und anatomischen Zusammenhängen als Ganzes zu betrachten, sollte dieser Grundsatz auch uneingeschränkt eingehalten werden. Sonst heißt es, wie oft gehört: "Osteopathie? Ja, ja, habe ich auch schon ausprobiert, hat mir aber auch nichts gebracht."

Bei der osteopathischen Untersuchung fand ich unter anderem einen Beckenschiefstand, der zu einer Beinlängendifferenz geführt hatte. Außerdem ein rechts blockiertes Iliosakralgelenk, ein nach vorne verlagertes Steißbein, drei Wirbelblockaden im Bereich der oberen und mittleren Brustwirbelsäule, Fasziendystorsionen am gesamten Rücken, eine sehr angespannte kurze Nackenmuskulatur, einen schmerzhaft gereizten, druckempfindlichen Nerv am Hinterkopf (N. Occipitalis major) und eine verminderte Ausdehnung der Schädelplatten. Für Nicht-Osteopathen möchte ich kurz einschieben, dass der Schädel aus 22 Schädelplatten besteht, die nicht fest miteinander verschweißt sind, sondern mit flexiblen Nähten miteinander verbunden sind. Sie dehnen sich im Craniosakralen Rhythmus etwa zehnmal pro Minute aus, was man mit den Händen und etwas Übung spüren kann.

Ich beseitigte in der ersten Sitzung osteopathisch den Beckenschiefstand, löste die Iliosakralgelenksblockade, die Fasziendystorsionen, die Brustwirbelblockaden, entspannte die Nackenmuskulatur und löste mit craniosakral-osteopathischen Techniken Spannungen im Bereich der Schädelplatten und der Hirnhäute. Ich verbesserte den Abfluss der unter der Schädeldecke verlaufenden, den Schädel drainierenden venenartigen Blutleiter. Der Junge fühlte sich entspannter. An seinem Dauerkopfschmerz hatte sich aber nichts geändert. Wir vereinbarten zwei Wochen später einen Nachfolgetermin, um zu sehen wie der Körper auf die Behandlung reagiert hatte. Leider hatte sich auch nach zwei Wochen, trotz der Beseitigung aller genannten Dysfunktionen, nichts an seinem Dauerkopfschmerz geändert. Drei Tage zuvor hatte er auch wieder einen Migräneanfall gehabt. Ich hörte aus der Stimme der Mutter Zweifel, ob Osteopathie im Fall ihres Sohnes wohl die richtige Behandlung sei. Es war klar, dass sie nicht wieder, wie bei dem Kollegen, zwölf Sitzungen lang Geduld haben würde.

Bei der Nachfolgeuntersuchung des Jungen stellte ich fest, dass sich die Fasziendystorsionen weitgehend wiederaufgebaut hatten und die kurze Nackenmuskulatur auch wieder hart war. Die einzige Dysfunktion, die ich in der ersten Sitzung nicht behandelt hatte, war das nach vorne verlagerte Steißbein. Die Behandlung des Steißbeins hätte in diesem Fall eine sogenannte intrarektale Behandlungstechnik erfordert. Das bedeutet, ich hätte mit einem Gummihandschuh und mit einem Finger durch den Schließmuskel in den Enddarm eindringen müssen, um von dort die das Steißbein fixierenden Strukturen zu lösen und das Steißbein wieder in seine ursprüngliche Lage nach hinten ziehen zu können. Die meisten Patienten sind mit einer derartigen Behandlung in der ersten Sitzung überfordert. Für solch einen intimen Eingriff muss erst einmal Vertrauen zwischen Arzt und Patient entstehen. Sonst besteht die Gefahr, dass der Patient auf Nimmerwiedersehen die Flucht ergreift. Ich schlug also in der zweiten Sitzung diese Steißbeintechnik vor. Zu meiner Überraschung hatten weder der Junge noch seine Mutter ein Problem damit. Womit mein Osteopathielehrer, von dem ich damals diese Technik erlernt hatte, wieder einmal Recht behielt, als er sagte: „Scheut euch nicht, aus falsch verstandenem

Schamgefühl, diese hochwirksame Technik anzuwenden. Ihr könnt sehr viel Gutes damit tun und die Patienten haben viel weniger Probleme damit als ihr!“

Der Junge legte sich in Seitenlage auf die Liege und ich löste sein Steißbein. Zudem behandelte ich erneut seine Rückenfaszien und die kurze Nackenmuskulatur. Weitere zwei Wochen später vereinbarten wir einen dritten Behandlungstermin. Es erschienen eine strahlende Mutter und ein zufrieden lachender Sohn. Bevor ich danach fragen konnte, platzte er mit seiner Neuigkeit heraus, dass er seit dem letzten Mal überhaupt keine Kopfschmerzen mehr und keine Migräne mehr gehabt habe.

Was war bei diesem jungen Patienten passiert? Was hatte das Steißbein mit den Kopfschmerzen und der Migräne zu tun? Es gibt hier aus osteopathischer Sicht verschiedene Erklärungsmöglichkeiten. Meiner Ansicht nach ist die wahrscheinlichste Erklärung, dass der Duralsack mit dem sogenannten Filium terminale, einem fächerartigen Gebilde, unten an der Knochenhaut des Steißbeins befestigt ist. Der Duralsack ist die durchgehende, pergamentartige Umhüllung von Gehirn und Rückenmark, die den knöchernen Schädel und die Wirbelsäule auskleidet. Wenn nun das Steißbein bei einem Sturz nach vorne verlagert und dort fixiert wird, wird der gesamte Duralsack, der oben am Hinterhauptsbein und den oberen 2-3 Halswirbeln angeheftet ist, in Spannung versetzt. Die durch die Dura durchgehenden Nerven werden gereizt. Diese Nervenreizung wird an die Nervenknoten (Ganglien) weitergeleitet. Funktionsgestörte Ganglien lösen schmerzhafte Fasziendystorsionen und Muskelspannungen aus und legen damit die Grundlagen für chronischen Kopfschmerz. Wenn dann noch ein kleiner Anlass, wie z. B. Entspannung nach Stress oder eine elektromagnetische Umgebungsveränderung, wie sie bei Wetterwechsel auftritt, hinzukommt, läuft das ohnehin fast volle Fass über. Der Migränegenerator im Hirnstamm wird aktiviert und die Migräneattacke nimmt ihren Lauf.

Fall 19: Osteopathische und neuraltherapeutische Ursachen

Eine 28-jährige Lehrerin litt seit sie denken konnte an chronischen, rechtsseitigen Kopfschmerzen wechselnder Stärke, die sie mindestens an vier Tagen der Woche plagten. Seit etwa einem Jahr kamen noch vier bis fünf Migräneanfälle pro Monat hinzu. Es erstaunte mich sehr, wie ein Mensch mit einem so langjährigen Leidensdruck dennoch eine so positive Ausstrahlung haben konnte.

Der Fall ist ein gutes und interessantes Beispiel dafür, wie mehrere Ursachen zur Aufrechterhaltung von Symptomen, wie Kopfschmerz und Migräne, beitragen können. Die Laboruntersuchungen waren alle unauffällig. Bei der Anamnese gab die Patientin an, als Jugendliche beim Snowboardfahren mehrmals auf Rücken und Steißbein gefallen zu sein, worauf sie mehrere Wochen danach noch so starke Schmerzen gehabt habe, dass sie kaum sitzen konnte. Die Kopfschmerzen habe sie aber auch vorher schon gehabt. Nach Narben gefragt, konnte sie nur eine Narbe von einem Bauchnabel-Piercing vorweisen. In letzterer war seit ihrer Kindheit ein Metallring befestigt. Hinzu kamen häufige Oberbauchschmerzen, die oftmals, aber nicht immer, den Kopfschmerzen vorausgingen und die sie nicht eindeutig einem Organ zuordnen konnte. Bei der osteopathischen Untersuchung fielen druckschmerzhafte Gewebeverquellungen im Bereich von Hals- und Brustwirbelsäule, ein ausgeprägter Muskelhartspann und Faszienverklebungen in der Schulter-Nackenregion, drei Wirbelblockaden im Bereich der oberen Brustwirbelsäule und ein ziemlich angespanntes Zwerchfell auf. Hinzu kam ein nach vorne verlagertes, druckempfindliches Steißbein.

Ich löste in den ersten Behandlungssitzungen die Wirbelblockaden, die Fasziendystorsionen und den Muskelhartspann auf und bestellte die Patientin in wöchentlichen Abständen zur Erfolgskontrolle und Weiterbehandlung ein. Die Patientin verließ die Praxis jedes Mal deutlich erleichtert und meistens auch ohne Kopfschmerz. Doch leider hielt die Wirkung der Behandlung nicht lange an. Spätestens am nächsten Morgen, oft sogar noch am selben Abend, war alles wieder wie zuvor. Zudem musste ich leider auch feststellen, dass ich jede Woche die gleichen Verspannungen und Blockaden zu lösen hatte. Sie waren also offensichtlich nicht die primäre Ursache der Beschwerden, sondern irgendwo weiter hinten in der Kette der sich bedingenden osteopathischen Läsionen angesiedelt.

Ich spritzte als nächstes mehrmals die zu den Halsganglien führenden Nerven, die sich als druckschmerzhafte Stellen an Hals- und Brustwirbelsäule manifestierten, mit einem Lokalanästhetikum an. Daraufhin blieb die Migräne völlig aus. Die chronischen Kopfschmerzen blieben jedoch bestehen und die Spannungsmuster bauten sich auch nach wie vor von Woche zu Woche immer wieder auf. Da diese für die Patientin aber genauso belastend waren wie die Migräne, mussten wir weitermachen. Ich spritzte das Ganglion Cervicale superior, ein an der oberen Halswirbelsäule gelegenes, wichtiges vegetatives Nervenzentrum, mit Lokalanästhetika an. Das Ganglion Cervicale superior steuert unter anderem die Durchblutung verschiedener Hirngefäße. Zunächst glaubten wir schon, dies wäre der Durchbruch. Die Patientin hatte sechs Wochen lang keinerlei Kopfschmerzen. Zu Beginn der siebten Woche jedoch setzte ihr chronischer Kopfschmerz wieder wie gehabt ein. Ich ging jetzt davon aus, zu wissen, was zu tun war. Ich spritzte nochmals das gleiche Ganglion an und hoffte dieses Mal einen noch länger anhaltenden Effekt zu erzielen, wie man ihn in der Neuraltherapie oft erlebt. Doch leider wurden wir enttäuscht. Der Kopfschmerz blieb dieses Mal und auch die nächsten beiden Male völlig unbeeinflusst. Wir mussten also weitersuchen.

Mittlerweile war ein Vertrauensverhältnis entstanden und ich konnte der Patientin vorschlagen, ihr nach vorne verlagertes Steißbein durch den Schließmuskel hindurch, also intrarektal, nach hinten zu mobilisieren. Hierauf sprach die Patientin sehr gut an. Die Kopfschmerzen verschwanden sofort und traten über sechs Wochen hinweg auch nicht wieder auf. Erneut wähnten wir uns schon am Ziel. Doch die Kopfschmerzen kehrten plötzlich in der alten Form wieder. Erneute Mobilisierungen des Steißbeins halfen genauso wenig weiter wie weiteres Anspritzen des Ganglion Cervicale superior.

Was tun? Ich schlug der Patientin vor, ihr Metallpiercing aus dem Bauchnabel herauszunehmen und die Piercingnarbe sowie den Nabel selbst neuraltherapeutisch mit Anästhetika zu infiltrieren. Der Gedanke, eine Spritze in den Bauchnabel zu bekommen, war ihr sehr unangenehm, weshalb wir dies bisher immer zurückgestellt hatten. Aber schon Dr. Huneke, der Erfinder der Neuraltherapie hatte gesagt, dass der Patient sein Störfeld verteidige. Die Patientin entschloss sich dann doch, schweren Herzens, die Spritze zuzulassen. Offensichtlich hatten wir ein weiteres massives Störfeld ausgelöscht, denn die Kopfschmerzen blieben nun über acht Wochen weg. War die Behandlung nun beendet? Wir hatten uns zu früh gefreut. Zu Beginn der neunten Woche traten wieder Kopfschmerzen auf, wenn auch nicht so massiv wie zuvor. Ein erneutes Anspritzen des Nabels und der Narbe brachte nichts.

Ich untersuchte die Patientin nochmals besonders gründlich osteopathisch. Außer der erhöhten Zwerchfellspannung und dem erhöhten Muskeltonus im Bereich der mittleren Halswirbelsäule war nicht viel zu finden. Ich legte die Patientin auf den Rücken und löste zunächst die Zwerchfellspannung unter den unteren Rippenbögen. Danach legte ich meine Finger zur Behandlung des Phrenicusnervs, der unter anderem die Umhüllung der Organe des oberen Bauchraums versorgt, von beiden Seiten unter die verspannte Muskulatur ihrer mittleren Halswirbelsäule (3.-5. Halswirbel, von wo die Wurzeln des Phrenicusnervs entspringen) und ließ sie einige Minuten in dieser Position liegen. Als ich nach drei bis vier Minuten über meinen Fingern spürte wie das Gewebe sich lockerte, fragte ich die Patientin wie sie sich fühle. Sie konnte es kaum glauben, dass die Kopfschmerzen komplett weg waren. Ich zeigte der Patientin, wie sie die Finger zur Selbstbehandlung anlegen konnte, falls die Kopfschmerzen wieder auftreten würden und gab ihr dies als Hausaufgabe mit auf den Weg. In der Folgezeit wurden die Kopfschmerzattacken immer seltener und konnten, wenn sie doch auftraten, von der Patientin zuverlässig innerhalb weniger Minuten mit einem Handgriff beseitigt werden. Dies war das Ende eines langen Leidensweges.

Auch bei diesem Fall zeigte sich ein Phänomen, was ich immer wieder beobachten konnte. Sobald ein Störfeld gelöscht war, gab es eine gewisse Zeit der Symptomfreiheit. Danach aber war es, als ob ein anderes Störfeld an Volumen zugelegt hatte und die Symptome erneut zum Vorschein kamen.

Fall 20: Kohlenhydratintoleranz und Progesteronmangel

Eine 22-jährige Sekretärin litt seit sechs Jahren an Kopfschmerz und Migräne. Die Migräneanfälle hatten sich in den letzten sechs Monaten stark gehäuft, so dass sie jede Woche im Durchschnitt drei Anfälle hatte. Schon in der Anamnese fiel auf, dass sie sich stark kohlenhydratlastig und fettarm ernährte. Sie bezeichnete sich selbst als Cola-süchtig und trank täglich zwei Liter von diesem stark gezuckerten Getränk. Fette mied sie, da sie glaubte, davon dick zu werden.

In der ersten Sitzung nahm ich Laboranalysen ab, untersuchte sie osteopathisch, löste ein paar Fasziendystorsionen sowie vier Brustwirbelblockaden und entspannte ihre Schulter- und Nackenmuskulatur. Außerdem verordnete ich den völligen Verzicht auf Zucker und Süßgetränke und den weitgehenden Verzicht auf schnell verbrannte Kohlenhydrate wie Weißmehlprodukte etc. Auch sollte sie darauf achten, ausreichend gute Fette wie Leinöl, Rapsöl, Olivenöl und Butter zu sich zu nehmen. Ich empfahl ihr, ein Migränetagebuch zu führen und bestellte sie nach vier Wochen wieder ein. Es zeigte sich, dass sie in den ganzen vier Wochen nur noch eine einzige Migräneattacke gehabt hatte und das genau zu Beginn ihrer Menstruation. Die Kohlenhydratunverträglichkeit hatte also den größten Teil in ihrem Fass der Ursachen ausgemacht, aber es gab offensichtlich noch andere Ursachen. Mittlerweile waren die Ergebnisse ihres Hormontests eingetroffen. Diese zeigten eine auffällige Östrogendominanz sowie einen ausgeprägten Progesteronmangel. Das Verhältnis zwischen Östrogen und Progesteron war fünfzehnmal höher als normal. Ich verschrieb der Patientin ein bioidentisches, aus Yamswurzel-Extrakt gewonnenes, Progesteron-Präparat. Sie sollte das Präparat zweimal täglich anwenden und eine Woche nach ihrer nächsten Menstruation wieder zu mir kommen. Als die Patientin kam, berichtete sie, dass die Migräne zur Menstruation zwar nicht ganz ausgeblieben war, jedoch wesentlich kürzer und schwächer verlaufen war. Nach weiteren zwei

Monaten verlief erstmals ein Zyklus inklusive Menstruation ganz ohne Migräne. Nachdem auch die nächsten sechs Monate ohne Migräne verlaufen waren, beendeten wir die Behandlung.

Ein Jahr später rief ich die Patientin zur Erfolgskontrolle an. Sie erzählte mir, dass sie seit achtzehn Monaten keine Migräneanfälle mehr gehabt habe, obwohl sie ihr Progesteron seit über vier Monaten nicht mehr einnehme. Letzteres war interessant, da es wieder einmal meine These belegte, dass es Nervenschaltkreise gibt, die stillgelegt werden, wenn sie längere Zeit nicht benutzt werden und die nur schwer reaktiviert werden, selbst wenn frühere Belastungsfaktoren erneut auftreten. Vergleichbar mit Pfaden, die durch den Dschungel geschlagen wurden und die langsam zuwachsen, wenn sie nicht mehr benutzt werden.

Fall 21: Schlafapnoe

Eine 52-jährige, stark übergewichtige Patientin, litt seit sechs Jahren an häufigen Migräneattacken, die ausschließlich nachts auftraten.

Die Laborwerte waren weitgehend im Normbereich. Bis auf einen erhöhten Nitrotyrosin-Wert, der, wie auch der leicht erhöhte Stickstoffmonoxid-Gehalt ihrer Atemluft, auf Nitrostress hinwies. Einen direkten Zusammenhang zwischen Mahlzeiten und Migräneattacken gab es nicht. Osteopathisch bestanden, außer gewisser Hinweise auf Instabilität der Halswirbelsäule, nur kleinere Dysfunktionen, deren Behandlung aber keine Verbesserung brachte. Sie hatte weder tote Zähne noch Implantate im Mund und auch das neuraltherapeutische Anspritzen der verschiedenen potentiellen Störfelder wie Narben und Nervenknoten änderte nichts an der Schmerzsymptomatik. Sie war glücklich verheiratet, hatte gesunde, erwachsene Kinder und war sich keiner psychischen Konflikte oder Traumata bewusst. Auch 25 psychotherapeutische Sitzungen, die ihr Hausarzt ihr empfohlen hatte, konnten nichts dergleichen zu Tage fördern und änderten nichts daran, dass sie häufig nachts durch heftigen Migränekopfschmerz aus dem Schlaf gerissen wurde. Sie hatte bereits verschiedene Matratzen ausprobiert, aber auch das ohne Erfolg.

Was also konnte nachts die Schmerzen auslösen? Ich riet ihr, eine Nacht in einem Schlaflabor zu verbringen, um zu sehen, was im Körper passierte, wenn eine Migräneattacke auftrat. Und siehe da, des Rätsels Lösung waren mehrere kurz nacheinander auftretende, bis zu 40 Sekunden andauernde Atemaussetzer, die der Migräneattacke vorausgingen. Die Patientin litt an einer sogenannten Schlafapnoe. Die dabei auftretenden Atemaussetzer führten dazu, dass der Sauerstoffgehalt des Blutes deutlich abnahm, was wiederum in der Messstation im Hirnstamm, der für die Kontrolle der Pegel von Sauerstoff, Zucker und Flüssigkeit zuständig ist, Alarm auslöste. Es kam zur Reizung des Trigeminusnervs und die ganze Migränekaskade nahm ihren Lauf. Der Patientin wurde ein sogenanntes C-PAP-Gerät für die Nacht verschrieben. Das Gerät sorgte dafür, dass kein Sauerstoffmangel mehr auftreten konnte. Die Patientin wird dabei über ein Schlauchsystem mit einem Beatmungsgerät verbunden. Im Schlauchsystem und nachfolgend in den Atemwegen und Lungenbläschen wird ein Druck erzeugt, der über dem atmosphärischen Druck liegt. Dieser Überdruck erleichtert die Einatmung und erschwert die Ausatmung. Die Menge an Luft, die nach dem Ausatmen in der Lunge verbleibt, wird somit größer. Der Kollaps der Lungenbläschen und kleinen Atemwege am Ende der Ausatmung wird verhindert. In der Folge verbessert das C-PAP das Ventilations-Perfusions-Verhältnis sowie die Sauerstoffsättigung und erleichtert die Atemarbeit.

Vom ersten Tag der Nutzung des Gerätes an traten bei der Patientin keine weiteren Migräneanfälle mehr auf. Trotzdem empfand sie es als belastend, nachts ständig eine Atemmaske zu tragen und das staubsaugerartige Brummen des Gerätes zu hören. Sie konnte sich nicht vorstellen, dies lebenslang zu tun. Da sie nur wenige Minuten von meiner Praxis entfernt wohnte, schlug ich ihr vor, sie morgens direkt nach dem Aufstehen, nach einer Nacht ohne CPAP-Gerät, mit meinem Atemgasmessgerät zu besuchen, um zu sehen, wie sich ihr Schlafverhalten auf den Stickstoffmonoxid-Gehalt ihrer Atemluft auswirkte. Gesunde Menschen atmen maximal 10 Mikrogramm Stickstoffmonoxid pro Kubikmeter Luft aus. Ich hatte bei dieser Patientin am Nachmittag der Erstuntersuchung einen Stickstoffmonoxid-Gehalt von 25 Mikrogramm pro Kubikmeter gemessen und war gespannt, welchen Wert ich am Morgen messen würde. Und siehe da, der Wert war tatsächlich von 25 auf stolze 125 angestiegen. Das war für mich der Beweis, dass sie während der Nacht mit ihrer instabilen Halswirbelsäule in einer ungünstigen Stellung liegend, große Mengen an Stickstoffmonoxid produzierte. Ich empfahl der Patientin erstens ein gutes Nackenstützkissen, zweitens vor dem Schlaf hochdosiert Vitamin B12 als Neutralisator des Stickstoffmonoxids zu spritzen und drittens etwas möglichst Fett- und Eiweißreiches kurz vor dem Einschlafen zu essen, um Schwankungen der Energieversorgung des Gehirns während der Nacht möglichst gering zu halten. Wie erwartet, konnte sie das CPAP-Gerät weglassen, ohne Migräneattacken zu riskieren. Mit dieser Methode verzeichnete sie auch nach sechs Monaten keinerlei Migräneattacken mehr, wie sie mir bei meinem Kontrollanruf glücklich bestätigte.

Was war die Erklärung für die Heilung der Migräne bei dieser Patientin? Die Schlafapnoe war offensichtlich auf einen Energiemangel im Gehirn zurückzuführen. So beschreibt das auch Dr. Kuklinski in seinem Buch „Das HWS-Trauma“ (Literaturempfehlung 9). Stickstoffmonoxid lässt die Nasenschleimhaut anschwellen und senkt die Energiebereitstellung des Gehirns. Die Atemaussetzer gingen also auf einen Energiemangel des Atemzentrums zurück, das in der Medulla oblongata auf der Höhe des obersten Halswirbelgelenkes liegt. Das Problem der Patientin hatte sich durch die Neutralisation des Stickstoffmonoxids gelöst, denn dadurch konnte vom Gehirn wieder genügend Energie für das Atemzentrum bereitgestellt werden.

Fall 22: Fibromyalgie

Eine 35-jährige Patientin hatte nicht nur mindestens 15 Migränetage im Monat, sondern auch vielfältige andere Beschwerden. Sie litt an Schlafstörungen, depressiven Episoden, Konzentrationsstörungen und Schmerzen wechselnder Lokalisation. Mal hatte sie Armschmerzen, mal Beinschmerzen, dann wieder Hüftschmerzen, Beckenschmerzen oder Rückenschmerzen. Sie stellte sich mir mit den Worten vor, dass ich ihre letzte Hoffnung wäre. Sie war schon bei über 20 Ärzten und Heilpraktikern, aber keiner konnte ihr helfen. In der Pubertät war sie ein paar Mal vom Pferd gestürzt, hatte sich aber weder Knochenbrüche noch Narben zugezogen. Ihre Beschwerden hatten irgendwann in der Pubertät begonnen und sich im Laufe der Jahre verschlimmert.

Bei der Laboruntersuchung waren etwas Nitrostress und ein leichter Vitamin-B12-Mangel festzustellen, der jedoch kaum für die beeindruckende Schwere der Symptomatik verantwortlich sein konnte. Alle sonstigen Laboruntersuchungen waren unauffällig. Bei der osteopathischen Untersuchung stellte ich fest, dass ihr Bindegewebe, das die Muskeln einhüllt, sich beim Darüberstreichen zum einen sehr fest anfühlte und zum anderen voller deutlich tastbarer Beulen und Dellen war. Das fiel mir zwar auf, aber ich konnte es zunächst nicht zuordnen. Ich verschrieb als erstes eine hochdosierte Vitamin-B12-Spritzkur nach einem bestimmten Schema, behandelte dann die Faszien mit einer osteopathischen Technik und bestellte sie eine Woche später wieder ein. Die Patientin beschwerte sich in der zweiten Sitzung bitterlich, dass ihre Körperschmerzen nach meiner Faszienbehandlung mehrere Tage noch viel schlimmer gewesen seien und alles wieder wie zuvor wäre. Auch drei Migräneanfälle hatte sie zwischenzeitlich gehabt. Ich war überrascht, dass die Faszientechniken, die bei so vielen anderen Patienten lösend und schmerzlindernd gewirkt hatten, bei dieser Patientin die Schmerzen noch verstärkt hatten. Ich vermutete, dass es etwas mit den Beulen und Dellen in ihrem Bindegewebe zu tun haben musste, verstand aber noch nicht den Zusammenhang. Ich versuchte in über 15 weiteren Sitzungen die Symptome der Patientin zu lindern. Ich löste sämtliche Wirbelblockaden, Beckengelenksblockaden, behandelte ihre Eingeweide und ihren Kopf osteopathisch und spritzte sämtliche druckschmerzhaften Wirbel neuraltherapeutisch an. Doch je mehr ich mich anstrengte, desto schlimmer wurden scheinbar ihre Beschwerden.

Wahrscheinlich hätten wir beide bald darauf die Behandlung enttäuscht abgebrochen, wenn nicht ein Zufall zur Hilfe gekommen wäre. Ich erhielt eine E-Mail von einer ehemaligen Patientin, der ich zwei Jahre zuvor nicht helfen konnte. Sie teilte mir mit, dass sie jetzt wisse, dass ihre Beschwerden auf Fibromyalgie zurückzuführen seien. Sie habe eine neue Behandlungsmethode gefunden, mit der es ihr jetzt so gut gehe wie schon seit vielen Jahren nicht mehr. Ich erinnerte mich, dass diese Patientin ähnliche beulenartige Ablagerungen im Gewebe hatte wie meine aktuelle Patientin. Ich hatte bis dahin noch nie einer Fibromyalgie-Patientin wirklich richtig gut helfen können. Meine ehemalige Patientin empfahl mir das Buch „Fibromyalgie“ von Dr. Amand, einem amerikanischen Arzt. Dieser Arzt hat eine Methode entwickelt, mit der Fibromyalgie-Patienten tatsächlich völlig beschwerdefrei leben können. Er hat entdeckt, dass Fibromyalgie-Patienten wohl einen genetischen Enzymdefekt haben, der dazu führt, dass salizylhaltige Produkte nicht über die Nieren ausgeschieden werden können, sondern im Bindegewebe in Form von beulenartigen Depots abgelagert werden. Fibromyalgie-Patienten können zwar diesen Enzymdefekt nicht loswerden, können aber durch eine bestimmte Diät und gewisse Verhaltensänderungen, wie den Verzicht auf salizylsäurehaltige Kosmetika und die Einnahme eines bestimmten Schleimlösers (Guaifenesin) völlig schmerzfrei werden und ihre Gewebeablagerungen loswerden.

Ich machte also meine Migränepatientin mit diesen neuen Erkenntnissen vertraut und stellte ihr die Diagnose Fibromyalgie mit sekundärer Migräne. Ich erklärte ihr, dass es wahrscheinlich in der Anfangsphase zu einer Erstverschlimmerung kommen würde, wenn sich die Depots auflösen. Die Patientin hielt sich sehr diszipliniert an die Anweisungen. In den ersten zwei Wochen wurden ihre Beschwerden schlimmer. Nach sechs Wochen waren ihre Körperschmerzen fast weg. Nach sechs Monaten waren ihre Gewebeeinlagerungen kaum noch tastbar und die Migräne war endgültig besiegt.

Wie war das möglich? Ich gehe davon aus, dass die Einlagerungen im Gewebe zu einer chemischen und eventuell auch mechanischen Nervenreizung geführt hatten und dadurch der Migränegenerator im Hirnstamm aktiviert wurde.

In anderen, weniger schweren Fällen von Fibromyalgie konnte ich alleine schon durch die Behandlung des Nitrostresses Verbesserungen erzielen.

Fall 23: Craniomandibuläre Dysfunktion (CMD)

Diese 22-jährige Studentin litt schon seit der frühen Schulzeit an häufigen Kopfschmerzen, die zunächst gelegentlich und später immer öfter in massive Migräneanfälle in der rechten Kopfhälfte übergingen. Im letzten halben Jahr hatte sie vier bis sechs Anfälle im Monat. Zwanzig Akupunkturbehandlungen hatten ihr nicht weitergeholfen. Auch Medikamente halfen nur wenig und zeigten starke Nebenwirkungen, wie z. B. totale Erschöpfung.

Die Krankengeschichte war unergiebig, die Laborergebnisse ebenfalls. Bei der osteopathischen Untersuchung fiel eine Fehlstellung des 1. und 2. Halswirbels auf, die sich unter anderem dadurch äußerte, dass unter der rechten Hinterkopfhälfte ein druckschmerzhafter, harter Vorsprung zu tasten war. Ihre Kiefermuskulatur auf der rechten Seite war sehr stark angespannt, was osteopathisch auf eine Kieferfehlstellung schließen ließ, die man in der Osteopathie als absteigende Dysfunktion bezeichnet. Das bedeutet, dass die Kieferfehlstellung Auswirkungen auf Wirbelsäule, Becken und Beine hatte. Die Patientin beschrieb, dass die Migräne immer von dem druckschmerzhaften Punkt im Bereich der oberen rechten Halswirbelsäule ausging. Die gesamte obere Halswirbelsäule war so fest, dass schon der Versuch, sie in Flexion, Seitneigung und Rotation einzustellen, um sie mit einer osteopathischen Hochgeschwindigkeitstechnik (HVLA) einzurenken, sehr schmerzhaft und von vornherein zum Scheitern verurteilt war. Ich denke in diesen Fällen gerne an den Ausspruch Peter Blagraves, einer meiner Osteopathielehrer, zum Thema „Einrenken“: „Ich habe 3 Kraftgrade, wenn Grad 1 nicht ausreicht, verwende ich Grad 2, aber ich verwende niemals Grad 3!“

Ich spritzte ihr neuraltherapeutisch ein Lokalanästhetikum in einer bestimmten Verdünnung an den druckschmerzhaften Punkt in 6 cm Tiefe. Das zog genau hinter das rechte Auge, wo ihre Migräne saß. In der nächsten Sitzung löste ich die vier Kiefermuskeln auf beiden Seiten osteopathisch. Bemerkenswert war, dass der Druck meines Fingers auf den Pterigoideus Lateralis, einen Muskel den man durch den Mund tasten kann, wenn man zwischen Wange und oberer Zahnreihe nach hinten fährt, genau die gleiche Reaktion hinter dem rechten Auge auslöste. Damit hatten wir den Schlüssel zu ihrer Migräne gefunden. Nach der Lösung der Kiefermuskeln fühlte sich der Kopf der Patientin so locker und leicht an wie noch nie. Da sie am nächsten Tag in Urlaub fuhr, konnte ich sie erst zweieinhalb Wochen später wieder einbestellen. Freudig berichtete sie mir, dass sie die ganze Zeit über keine Migräne gehabt hatte, allerdings das Gefühl habe, dass sich seit dem Vorabend wieder ein leichter Druck im Kopf aufbaue. Ich behandelte noch einmal alle Kieferstrukturen und spritzte nochmals ein Lokalanästhetikum an den 1. Halswirbel rechts. Mit einer osteopathischen Weichteiltechnik behandelte ich Halswirbelsäule und Schultern und versuchte nochmals die Fehlstellung des 1. Halswirbels mit einer sanften osteopathischen Technik zu korrigieren. Und siehe da, zu meiner Überraschung war die vorbereitende Einstellung zum Einrenken diesmal nicht schmerzhaft. Ein kleiner Ruck, ein leises „Plop“ und der Wirbel rutschte wieder an die richtige Stelle. Die Patientin fühlte sich danach befreit und der Druck im Kopf war verschwunden.

Ich bestellte sie nach drei Wochen, nach acht Wochen und nach vier Monaten nochmals zur Kontrolle ein. Die Rückmeldung war immer die gleiche: keine Migräne mehr, keine Kopfschmerzen mehr. Dieser Fall zeigt, dass Kiefer- und Halswirbelsäule sehr eng verbunden sind und Halswirbelblockaden oft eng mit Störungen im Kieferbereich zusammenhängen, die zu Reizungen des Trigeminusnervs führen und bei der Suche nach Migräneursachen übersehen werden.

Fall 24: Nebennierenunterfunktion

Ein 18-jähriges, sehr schlankes Mädchen kam mit seiner Mutter in meine Praxis. Sie hatte außer zwei bis drei Migräneattacken pro Monat auch leichten Dauerkopfschmerz, seit sie drei Jahre zuvor, bei dem Versuch, im Turnunterricht einen Salto zu machen mit dem unteren Rücken auf eine Stange gestürzt war. Zwei Wochen nach dem Unfall hatte sie eine Herpes-Zoster-Infektion, die die Symptomatik drastisch verschlimmerte. Die Kopfschmerzen waren nicht einmal ihr Hauptproblem. Vielmehr litt sie auch an chronischen Durchfällen, extremer Müdigkeit, Erschöpfung bei geringster Anstrengung, Gewichtsverlust und einer gelblichen Hautfärbung, wie man sie sonst bei fortgeschrittenen Krebserkrankungen sieht. Es gab nur ein paar wenige Nahrungsmittel, die nicht sofort zu Durchfällen führten. Aufgrund dieser dramatischen Symptomatik musste sie zwei Jahre zuvor die Schule abbrechen. Sie konnte einfach zu wenig Energie und Konzentration aufbringen, um dem Unterricht zu folgen, obwohl sie sonst einen sehr aufgeweckten und klugen Eindruck machte. Sie war bei verschiedenen Neurologen, Orthopäden, Radiologen, Endokrinologen und Gastroenterologen gewesen, ohne dass die Ursachen herausgefunden wurden. Auch im MRT wurden alle möglichen Tumore ausgeschlossen. Die Empfehlungen liefen letztendlich darauf hinaus, sich doch in psychiatrische Behandlung zu begeben. Diese Empfehlung wird aus meiner Erfahrung heraus oft von Kollegen gegeben, denen es schwer fällt, einzugestehen, dass sie dem Patienten nicht helfen können. Ich selbst bin äußerst vorsichtig damit.

In den von mir veranlassten Laboruntersuchungen fanden wir zunächst Nitrostress, einen ausgeprägten Vitamin-D-Mangel und einen grenzwertigen Vitamin-B2- und B12-Spiegel in den Zellen. Der Darmcheck ergab eine stark aufgewucherte Fäulnisflora und einen Mangel an gesunder Säuerungsflora. Das Blutbild inklusive der Entzündungswerte war normal. Bei der osteopathischen Untersuchung fielen eine Skoliose und druckschmerzhaftes, verquollenes Gewebe im Verlauf der unteren Brustwirbelsäule und des Kreuzbeins auf. Hinzu kamen eine starke Zugspannung im Bereich der hinteren Faszienlinie und ein sehr festes Gewebe in den Nierenlagern.

Ich spritzte zunächst hochdosiert Vitamin B12 und Vitamin D nach einem bestimmten Schema, um den Mangel auszugleichen. Danach verschrieb ich ihr Vitamin-B2-Tabletten und verschiedene mikrobiologische Präparate zur Darmsanierung. Nach zwei Wochen berichtete die Patientin, dass ihr Energieniveau etwas höher sei, sie nicht ganz so schnell müde würde und nur noch ein bis zweimal am Tag Durchfall habe. Die anderen Symptome, insbesondere die Dauerkopfschmerzen und die Migräneanfälle, waren allerdings unverändert geblieben.

Die Müdigkeit, die Verdauungsstörungen und die gelblich-braune Hautfarbe ließen noch einen anderen Verdacht in mir aufkommen. Sollte sie eine Nebennierenunterfunktion haben? Ich führte einen Pupillentest nach Arroyo durch. Dabei leuchtet man in einem dunklen Raum mit einer Taschenlampe zwei Minuten in eine Pupille. Normalerweise wird die Pupille sofort klein und bleibt klein. Wenn aber eine Nebennierenunterfunktion vorliegt, geht die Pupille innerhalb der zwei Minuten mehrmals auf und zu bis sie schließlich, trotz des Lichts, ganz aufbleibt. Wir führten diesen Test durch und tatsächlich ging die Pupille abwechselnd auf und zu und blieb schließlich offen. Eine Nebennierenunterfunktion war nun sehr wahrscheinlich. Trotzdem führten wir zur Sicherheit noch ein Cortisol-Tagesprofil aus dem Speichel durch, was tatsächlich den Verdacht bestätigte. Ihre Nebennierenrinde produzierte zu wenig Cortisol. Ich schlug ihr vor, vorübergehend und testweise, täglich eine kleine Menge Cortison einzunehmen, um zu sehen, wie dies die Symptomatik beeinflussen würde. Interessanterweise waren schon nach wenigen Tagen fast alle Symptome verschwunden. Die Kopfschmerzen, die Durchfälle und vor allem die Müdigkeit. Das Mädchen und seine Mutter waren glücklich.

Nun war für mich aber die Aussicht, dass ein 18-jähriges Mädchen vielleicht lebenslang Cortison einnehmen muss, sehr unbefriedigend. Es ist immer mein Bestreben, nach Möglichkeit, die primäre Ursache einer Erkrankung zu finden und zu beseitigen.

Warum sollte ein Teenager nach einem Sturz auf den Rücken und einer Herpesinfektion eine Nebennierenunterfunktion entwickeln? Die in den Lehrbüchern genannten Ursachen für Nebennierenunterfunktion schienen hier nicht schlüssig. Sollte die Nerven- und Blutversorgung der Nebennieren durch den Sturz eingeschränkt worden sein? Das feste Gewebe im Bereich der Nierenlager und die druckschmerzhaften Punkte entlang der oberen Lendenwirbel und der unteren Brustwirbelsäule, von denen die sympathische Nervenversorgung von Nieren und Nebennieren ausgeht, sprachen dafür. Ich musste also versuchen, die Versorgung in diesem Bereich zu verbessern. Ich bestellte die Patientin sechs Wochen lang zweimal pro Woche ein, infiltrierte das druckempfindliche, verquollene Gewebe entlang der Wirbelsäule bis in die Tiefe der Spinalnerven mit Kochsalzlösung und behandelte sie osteopathisch. Da sie zusätzlich an einem bekannten Mangel an Cholinesterase, dem für den Abbau von Lokalanästhetika notwendigen Enzym litt, konnte ich die Kochsalzlösung nicht wie sonst in der Neuraltherapie mit einem Lokalanästhetikum mischen. Nach den sechs Wochen waren keine druckschmerzhaften Stellen mehr tastbar und ich vereinbarte mit der Patientin zu versuchen, das Cortison innerhalb von zwei Wochen schrittweise nach einem Schema abzusetzen.

Mit jedem Reduktionsschritt bangten wir. Würden die Symptome ohne Cortison zurückkehren? Das war zum Glück nicht der Fall. Die Nebennieren hatten ihre Funktion wieder aufgenommen und die Patientin blieb symptomfrei. Keine Müdigkeit mehr, keine Kopfschmerzen, keine Durchfälle und keine Erschöpfung. Dies zeigt, wie Recht Andrew Taylor-Still, der Begründer der Osteopathie, hatte, als er die überragende Rolle der arteriellen Durchblutung postulierte. Er hatte schon vor 140 Jahren verstanden, dass eine Einschränkung der Durchblutung eines Organs zwangsläufig mit einer Funktionsstörung bzw. Funktionsminderung desselben einhergehen muss. Eine Erkenntnis, die leider heute in der Medizin noch oft vernachlässigt wird.

Fall 25: Zahnherd nach Wurzelresektion

Eine 30-jährige Grafikerin litt seit drei Jahren mit wachsender Häufigkeit an Migräneanfällen und ausgeprägter Muskelschwäche. Insbesondere das Treppensteigen fiel ihr zunehmend schwer. Sie war schon bei mehreren Neurologen gewesen, die zunächst den Verdacht auf Multiple Sklerose geäußert hatten, diesen jedoch weder anhand der Computertomographie noch anhand der Rückenmarksflüssigkeitsuntersuchung belegen konnten. Auch diese Patientin wurde mehrfach an Psychiater verwiesen. Sie war sich jedoch sicher, keine größeren psychischen Probleme zu haben. Sie hatte eine glückliche Kindheit, war glücklich verheiratet und hatte eine angenehme Halbtagstätigkeit in einer Werbefirma. Kein Grund also für eine Somatoforme Schmerzstörung. Das heißt, ihre Schmerzen beruhten nicht auf psychischen Ursachen, wie man ihr unterstellen wollte.

Aus der Anamnese ergab sich, dass vor etwa drei Jahren eine Zahnwurzelentzündung mit anschließender Wurzelresektion vorgelegen hatte. Es handelte sich um den siebten Zahn im rechten Oberkiefer. Aufgrund des zeitlichen Zusammenhangs mit dem Auftreten der Beschwerden, vermutete ich ein Zahnstörfeld, was die Patientin jedoch weit von sich wies, da sie keinerlei Zahnbeschwerden hatte. Auch das vor einem Jahr von ihrem Zahnarzt angefertigte Röntgenbild zeigte keine Auffälligkeiten. Alle Laboruntersuchungen waren unauffällig, bis auf einen leicht erhöhten CRP-Wert, ein Entzündungsmarker, und einen ebenfalls leicht erhöhten Endotoxinwert. Letzterer stellt einen Giftstoff dar, der von bestimmten, sogenannten „Gram-negativen Bakterien“, unter anderem bei Entzündungen des Mundraums, produziert wird. Ich schlug der Patientin vor, testweise ihren wurzelbehandelten Zahn von beiden Seiten mit etwas Procain anzuspritzen, um zu sehen, ob sich irgendetwas an ihrem Befinden ändern würde. Sie war einverstanden. In der nächsten Sitzung berichtete sie, dass sie sich nach der Behandlung einen Tag lang sehr leicht und gut gefühlt habe und auch beim Treppensteigen keinerlei Probleme gehabt habe. Jetzt sei aber alles wie zuvor und am Vortag war auch wieder eine Migräneattacke aufgetreten. Für mich war damit der Beweis erbracht, dass der siebte Zahn im rechten Oberkiefer, der in Beziehung zu Magen, Bauchspeicheldrüse, Rachen und Nebenhöhlen steht, gezogen werden musste. Natürlich hatte die Patientin Angst, sich den Zahn womöglich unnötigerweise ziehen zu lassen, ohne dass dadurch etwas dauerhaft besser würde. Ich schlug ihr daher vor, zunächst eine DVT, eine Digitale Volumentomographie, erstellen zu lassen, um den Zahn dreidimensional von allen Seiten beurteilen zu können. Sie suchte sich einen Zahnarzt, der diese moderne Untersuchung in seiner Praxis anbot und ließ die Aufnahmen durchführen. Tatsächlich war auf einer Seite des wurzelbehandelten Zahnes eine Entzündung zu erkennen. Das erleichterte der Patientin die Entscheidung, den Zahn ziehen zu lassen. Da sie den Termin zur Zahnentfernung während meines Urlaubs hatte und sie selbst danach im Urlaub war, sah ich sie erst vier Wochen später wieder. Ich war sehr gespannt auf ihren Bericht, den ich im Originalwortlaut wiedergeben möchte: „An dem Tag, an dem ich morgens zum Zahnziehen ging, fühlte ich mich so schlecht, dass ich kaum die Kraft hatte, die Treppe zum Zahnarzt hochzugehen. Mein Schädel dröhnte und ich wusste, ich würde gegen Mittag wieder Migräne bekommen. Aber schon eine halbe Stunde nachdem der Zahn raus war, waren alle Beschwerden wie weggeblasen. Der Kopf war frei und ich war voller Energie."

Dieser Fall zeigt, wie wichtig es ist, nach Zahnstörfeldern zu suchen, da diese den Trigeminusnerv reizen, Organbeziehungen haben und durch die Produktion von Endotoxin und Zytokinen, wie z. B. dem proinflammatorischen Zytokin „RANTES", den Migränegenerator im Hirnstamm aktivieren. Man sollte sich nicht auf ein einfaches Röntgenbild verlassen, nur weil auf diesem keine Entzündung sichtbar ist. Verdächtige Zähne sollte man immer neuraltherapeutisch testen. Ist im normalen, zweidimensionalen Röntgenbild nichts auffällig, ist eine DVT zu erstellen, bevor man die Zähne als Ursache ausschließt. Ergibt auch die ausgewertete DVT keinen verdächtigen Befund, sollte man sich nicht damit zufriedengeben, sondern weitere Ärzte oder Zahnärzte, die mit dieser Technik vertraut sind, um Befundung bitten. Ich habe es nämlich mehrmals erlebt, dass die Auswertung nur sehr oberflächlich durchgeführt wurde, und ein anderer Kollege dann doch etwas Verdächtiges fand.

Noch besser können Osteonekrosen im Kieferknochen mit einem Cavitat-Ultraschallgerät gefunden werden. Diese Herde werden „NICO" genannt, was die Abkürzung für „Neuralgie induzierende, Kavitätenbildende Osteonekrose" ist. Leider ist dieses Gerät bisher nur bei sehr wenigen Zahnärzten in Gebrauch. Ein guter erster Hinweis auf einen „NICO"-Herd ist auf jeden Fall ein erhöhter „RANTES"-Wert im Serum.

Fall 26: Histaminintoleranz

Eine 28-jährige Psychologin litt seit ihrem 9. Lebensjahr an täglichen Kopfschmerzen und mindestens einmal wöchentlicher Migräne. Sie hatte ein breites Spektrum an Untersuchungen hinter sich, doch niemand konnte eine Ursache finden. Sie hatte große Schwierigkeiten gehabt, sich durch das Studium zu kämpfen. Meinen Vorschlag, zunächst einige Laboruntersuchungen durchzuführen, lehnte sie ab, da sie arbeitslos war. Die gesetzliche Kasse würde die Kosten nicht tragen und alle bisherigen Analysen hätten nichts gebracht.

Die Anamnese ergab, dass sie keinen Alkohol vertrug und auf verschiedene Lebensmittel mit Migräne und Verdauungsbeschwerden reagierte. In Anbetracht der Umstände, empfahl ich ihr einen kostengünstigen Test. Ich fragte sie, ob sie nach dem Genuss von Rotwein Migräne bekäme. Sie bejahte meine Frage und bestätigte, dass sie von Alkohol immer Migräne bekomme. Deshalb habe sie auch schon jahrelang keinen getrunken. Ich bat sie, am selben Abend ein Glas Rotwein zu trinken. Eine Stunde bevor sie den Wein trank, sollte sie eine Tablette einnehmen, die ich ihr verschrieb. Blieb in diesem Fall die Migräne aus, hätten wir mit großer Wahrscheinlichkeit die Hauptursache für ihr Leiden gefunden. Etwas zögerlich willigte die Patientin ein, den Test durchzuführen. Eine Woche später berichtete sie erstaunt, dass sie zum ersten Mal keine Migräne nach Alkoholkonsum bekommen hatte.

Was war die Erklärung? Ich hatte ihr ein Antihistaminikum, namens Loratadin, vor dem Weintrinken verordnet. Die Histaminrezeptoren, insbesondere im Gehirn, waren dadurch blockiert und das Histamin des Rotweins konnte nicht andocken. Als nächstes empfahl ich ihr eine sehr histaminarme Diät und zu jeder Mahlzeit die Einnahme von Diaminoxidase-Kapseln, das Enzym, das im Darm Histamin abbaut. Nach einem Monat kam sie erneut in meine Praxis. Auf mein Frage, wie es ihr ginge, erwiderte sie,

sie könne es kaum glauben, dass sie seit einem Monat weder Migräne noch Kopfschmerzen gehabt habe.

Die ausführliche Erklärung für die Heilung dieser Patientin findet der Leser im Kapitel „Hormone, Neurotransmitter und Neuropeptide".

Fall 27: Schleudertrauma oder ALS?

Dies war ein besonders dramatischer Fall. Ein sehr freundlicher, feinsinniger 48-jähriger Studienrat kam mit seiner deutlich jüngeren, sehr kräftigen und sportlichen Ehefrau in meine Praxis. Er erzählte, er leide seit etwa zwei Jahren an häufigen Migräneanfällen, starken Verspannungen im Schulter- und Nackenbereich, Bewegungseinschränkungen des Kopfes und extremer Erschöpfung. Das Schlimmste aber sei eine zunehmende Kraftlosigkeit in Armen und Beinen, die er seit einem Jahr verspüre und derentwegen er seit einem Jahr arbeitsunfähig war. Es falle ihm sogar schwer, den Löffel zum Mund zu heben. Er sei in einer neurologischen Klinik gewesen, wo man vermutet habe, dass er an ALS, einer chronischen Muskelschwunderkrankung, leide. Ein Arzt habe ihm gesagt, dass er noch drei Jahre zu leben habe und sich noch einmal einen schönen Urlaub mit seiner Familie gönnen solle.

Die Anamnese ergab, dass er kurz vor dem Auftreten der ersten Beschwerden ein Schleudertrauma erlitten hatte. Seine Gattin hatte ihm im Streit ein Bügeleisen auf den Kopf geschlagen. Kurz darauf habe er auch Gleichgewichtsstörungen bekommen und sei öfters gestürzt. Die Laboranalysen ergaben, wie erwartet, starken Nitrostress und ausgeprägten Vitamin-B12-Mangel. Die osteopathische Untersuchung zeigte mehrere Blockaden im Bereich der oberen Halswirbelsäule und der Brustwirbelsäule sowie Fasziendystorsionen.

Ich verordnete ihm zunächst, sich täglich 1000mg Vitamin B12 zu injizieren und dies in wöchentlichen Abständen weiterzumachen. Nach zwei Wochen sollte er sich wieder vorstellen. Er berichtete nach dieser Zeit, dass die Müdigkeit in der ersten Woche wie weggeblasen war, in der zweiten Woche allerdings am vierten Tag nach der letzten Vitamin-B12-Spritze, zusammen mit einer Migräneattacke, wieder aufgetaucht sei. Er habe sich deshalb am vierten Tag gleich noch einmal eine Injektion gesetzt und beide Symptome haben sich innerhalb einer Stunde zurückgebildet. Offensichtlich hatte er aufgrund des Nitrostresses einen so hohen

Vitamin-B12-Verbrauch, dass er alle drei bis vier Tage eine Spritze benötigte, um nicht in einen Mangel zu kommen. Aufgrund seines Energieschubs begann er nun wieder mit Muskelaufbautraining. Da seine Hals- und Brustwirbelsäule sehr druckempfindlich waren, spritzte ich zunächst die Grenzstrangganglien für diesen Bereich mehrmals mit einer Lidocainlösung an.

Erst danach wagte ich, die Blockaden osteopathisch mit einer HVLA-Technik zu lösen, eine Technik, bei der das blockierte Wirbelgelenk an seine Bewegungsgrenze in Flexion, Seitneigung und Rotation gebracht wird und dann mit einem kleinen Ruck mit den Händen befreit wird. Ich muss gestehen, ich hatte zunächst Bedenken, diese Technik bei dem Patienten anzuwenden, da er schon so stark traumatisiert war und außerdem sein Nitrostress auf eine instabile Halswirbelsäule schließen ließ. Ich wusste, es war nicht ausgeschlossen, dass sich sein Zustand dadurch vorübergehend verschlechtern würde. Ich versuchte zunächst mit sanften Techniken die Wirbelblockaden zu lösen, was jedoch nicht gelang. Ich fragte ihn, ob er bereit sei, das Risiko in Kauf zu nehmen, dass es ihm vorübergehend schlechter gehen würde. Er hatte Vertrauen gewonnen und stimmte der Behandlung zu. Ich bat ihn, sich auf den Rücken zu legen, ertastete seine blockierten Wirbel, stellte seine Halswirbelsäule und seinen Kopf in Flexion, Seitenneigung und Rotation links ein, bis ich eine harte Barriere spürte. Ich drehte einige Millimeter zurück und durchbrach dann mit einem kleinen Ruck die Barriere. Es knackte dreimal kräftig. Ich nutzte den Überraschungsmoment um das gleiche Manöver auch nach rechts durchzuführen. Erneut drei Knackgeräusche. Ich bat den Patienten, sich wieder aufzusetzen. Seine erste Reaktion war ein Seufzer. Er bewegte den Kopf hin und her und war erstaunt, wie unglaublich leicht sich die Bewegung anfühlte. Er konnte den Kopf nach beiden Seiten voll drehen und fühlte sich wie befreit. Ich empfahl dem Patienten, die nächsten Tage wieder täglich Vitamin B12 zu spritzen, da möglicherweise beim Einrenken in erhöhtem Maße Nitrostress entstanden war, der durch seinen Gegenspieler Vitamin B12 kompensiert werden musste.

Von diesem Tag an hatte der Patient nie wieder Migräne, seine Muskeln regenerierten sich, wenn auch sehr langsam. Seine Schulter-Nackenverspannungen waren ebenfalls verschwunden. Allerdings benötigte er gegen seine Erschöpfung weiterhin Vitamin B12, da die Halswirbelsäule nach wie vor instabil war. Als er nach einigen Wochen berichtete, er habe das Gefühl, Vitamin B12 wirke nicht mehr so gut wie zu Anfang, erstellten wir ein Mikronährstoffprofil aus dem Vollblut, um zu sehen, ob durch den Nitrostress noch weitere Mängel entstanden waren. Tatsächlich zeigte sich ein ausgeprägter Mangel an Vitamin B2, Vitamin B6, Biotin und Folsäure, sowie einige Mineralstoffmängel. Ich riet dem Patienten, jede zweite Vitamin-B12-Spritze mit Vitamin B6 und Folsäure zu mischen und die fehlenden Mineralien und Vitamine oral zu sich zu nehmen. Sofort spürte er wieder den energetisierenden Dopingeffekt wie zu Anfang der B12-Behandlung.

Ich begleitete den Patienten noch einige Monate. Nach fast einem Jahr ging es ihm so gut, dass er seine Arbeit wieder aufnehmen konnte, obwohl seine Muskelkraft noch nicht in vollem Maße wiederhergestellt war.

Dieser Fall zeigt, wie Halswirbelsäulenprobleme und insbesondere Schleudertraumata, wodurch auch immer ausgelöst, häufig extreme, völlig unerklärlich erscheinende Krankheitsbilder hervorrufen können. Die Patienten werden oft zum Psychiater geschickt und meist jahrelang völlig sinnlos und an der Ursache vorbei mit Psychopharmaka, allen voran Antidepressiva, behandelt. Leider machen sich nur wenige die Mühe, die Zusammenhänge ganzheitlich zu verstehen und zu behandeln.

Fall 28: Progesteronmangel

Die 46-jährige Schauspielerin litt seit 30 Jahren an Migräne. Allerdings fast immer nur zum Eisprung und zur Menstruation. Dann aber meist drei bis vier Tage mit sehr großer Intensität, die sie als „Vernichtungsschmerz“ beschrieb. Medikamente linderten die Schmerzen nur wenig. Interessant war, dass sie während ihrer beiden Schwangerschaften, jeweils nach den ersten drei Monaten, den Rest der Zeit bis zur Geburt beschwerdefrei war. Kurz nach der Geburt setzte sich die Migräne jedoch jedes Mal wieder nach demselben Muster fort.

Sobald sich eine so klare Zyklusabhängigkeit der Migräne nachweisen lässt, liegt es nahe, nach hormonellen Ursachen zu suchen, die dann oft zusammen mit weiteren Faktoren das Fass zum Überlaufen bringen. Beim Hormontest zeigten sich eine Östrogendominanz und ein starker Progesteronmangel. Eine solche Konstellation ist oft für Migräne, für verschiedenste Zyklusbeschwerden und erhöhtes Brustkrebsrisiko verantwortlich. Da ich immer versuche, nach Möglichkeit, die primäre Ursache der Migräne herauszufinden und zu beseitigen, spritzte ich zunächst mehrfach die potentiellen Störfelder, die die hormonelle Regulation beeinflussen, neuraltherapeutisch mit Lokalanästhetikum an. Den Plexus Uterovaginalis, ein Nervengeflecht, das von oberhalb des Schambeins in vier bis sechs Zentimetern Tiefe infiltriert wird, die Schilddrüse, die Mandeln, Kaiserschnittnarbe und sämtliche Nervenzentren entlang der Wirbelsäule, die für die Steuerung von Schilddrüse, Eierstöcken und Gebärmutter zuständig sind. Dadurch wurden die Migräneattacken zwar weniger heftig, ließen sich aber zu unserem Bedauern nicht ganz auslöschen.

Nachdem dieser indirekte Ansatz sich als nicht ausreichend gezeigt hatte, entschloss ich mich, direkt ins Hormonsystem einzugreifen und der Patientin eine 10%ige bioidentische Progesteron-Creme aus Yamswurzel-Extrakt zu verschreiben. Sie sollte die Creme zweimal täglich nach einem bestimmten, zyklusabhängigen Schema auf ihre Unterarme auftragen. Innerhalb der ersten beiden

Monate mit der Creme traten die Migräneanfälle noch auf, waren aber deutlich schwächer und dauerten nur noch einen Tag an. Ab dem dritten Monat blieben die Migräneattacken völlig aus. Wir freuten uns beide sehr. Ich schlug nach weiteren zwei Monaten, die ebenfalls ohne Migräne verliefen, vor, einen erneuten Hormontest durchzuführen. Da der Progesteronspiegel nun sehr hoch war, verordnete ich der Patientin statt der 10%igen eine 5%ige Creme. Zwei Wochen später hatte sie erneut eine leichte Migräneattacke, die erste nach fast vier Monaten. Ich verschrieb wieder die 10%ige Creme, die sie von diesem Zeitpunkt an benutzte. Von da an traten keine weiteren Anfälle auf. Ihr Körper brauchte also offensichtlich einen deutlich höheren Progesteronspiegel. Die Patientin war sehr zufrieden. Ich leider nicht hundertprozentig, da es mir hier nicht gelungen war, die primäre Ursache der hormonellen Fehlregulierung zu finden und zu beseitigen. Sonst hätte die Patientin keine Hormoncreme gebraucht.

Was war nun die Erklärung dafür, dass die Patientin während ihrer beiden Schwangerschaften keine Migräne hatte? Während der Schwangerschaft produziert der Körper ein Vielfaches der normalen Progesteronmenge, um optimale Bedingungen für das Wachstum des Babys zu schaffen. Diesen Effekt ahmte die Progesteron-Creme nach. Wenn eine Migräne zyklusabhängig auftritt, sollten immer Östrogene, Progesteron, Testosteron, DHEA, Serotonin und die Schilddrüsenhormone bestimmt werden. Auch der Serotoninabfall vor der Menstruation kann Migräne auslösen.

In einem anderen Fall, bei dem ich nicht weitergekommen war, konnte ich, trotz der sowohl im Blut als auch im Speichel im Normbereich liegenden Östradiol- und Progesteronspiegel, durch eine bioidentische Progesteron-Creme eine deutliche Verbesserung der Beschwerden erzielen. In vergleichbaren Fällen wirkten Progesteron-Kapseln nach Dr. Rimkus besser als die Creme. Warum in manchen Fällen die Progesteron-Cremes, die direkt über die Haut ins Blut aufgenommen werden, und in anderen Fällen die Progesteron-Kapseln, die über den Magen direkt ins Lymphsystem wandern, besser gegen Migräne wirken, bleibt noch zu erforschen. Extrem wichtig ist auf jeden Fall, dass nur bioidentische Hormone verwendet werden und nicht etwa Chemikalien mit hormonähnlicher Wirkung und hohem Nebenwirkungspotential, wie sie z. B. in Verhütungsmitteln wie der „Pille“ oder Hormonspiralen und Hormonringen zur Anwendung kommen.

Fall 29: Seelisches Trauma und Narbenstörfeld

Eine sehr freundliche 75-jährige Migränepatientin kam auf Empfehlung ihrer Tochter, die ich von ihrer Migräne befreien konnte, in meine Praxis. Sie war jüdischen Glaubens und hatte deswegen im Nationalsozialismus zwei Jahre ihrer Jugend in einem Konzentrationslager verbracht. Ich konnte davon ausgehen, dass sie damals schwer traumatisiert wurde und somit ein gewisser Teil ihrer Beschwerden wahrscheinlich psychisch war. Sie hatte regelmäßig zwei linksseitige Migräneanfälle im Monat, die so heftig waren, dass sie an diesen Tagen praktisch ans Bett gefesselt war.

Die Laboranalysen waren unauffällig. Sie hatte eine leichte Skoliose wie die meisten Menschen und fasziale Spannungsmuster, die ich osteopathisch lösen konnte. Ein paar Narben von kleinen Schnittverletzungen und eine Blinddarmnarbe unterspritze ich neuraltherapeutisch mit Procain, ebenso die druckschmerzhaften Grenzstrangganglien an der Brustwirbelsäule. Zusätzlich setzte ich ihr einige Akupunkturnadeln, um ihren gestauten Energiefluss, in der chinesischen Medizin „Leber-Chi" genannt, in Gang zu bringen. Ich behandelte sie nach allen Regeln der Kunst, osteopathisch, neuraltherapeutisch und mit Akupunktur. Leider konnte ich keinerlei Verbesserung oder auch nur Veränderung ihres Migränemusters erzielen. Sie hatte weiterhin zwei heftige Anfälle im Monat. Auch eine DVT, eine Digitale Volumentomographie der Zähne, lieferte keinerlei Hinweise auf ein Zahnstörfeld. Nach zwanzig Behandlungen waren wir beide ziemlich entmutigt und kurz davor aufzugeben. Und die Migräne auf das psychische KZ-Trauma zu schieben.

Ich fragte die Patientin noch einmal, ob wir nicht irgendetwas übersehen haben könnten. Sie dachte lange nach und erwähnte dann eine kleine kreisrunde Narbe an ihrer linken Hand. Wir waren beide der Meinung, dass eine so kleine Narbe wohl nicht an der Migräne Schuld sein könne. Der Vollständigkeit halber unterspritzte ich die Narbe trotzdem mit einem halben Milliliter Procain. In diesem Moment bemerkte ich, wie der Patientin die Tränen über die Wangen liefen. Ich fragte sie, ob der kleine Pieks so weh getan habe. Sie brach in einen Weinkrampf aus und konnte minutenlang nicht antworten. Schließlich erwiderte sie, sie habe in dem Moment der Spritze plötzlich die Bilder von damals wieder vor Augen gehabt, als sie vierzehn Jahre alt war und eine KZ-Aufseherin ihre Zigarette auf ihrer Hand ausgedrückt hatte. Das war die letzte Behandlung. Seither bekomme ich jedes Jahr von ihr eine Postkarte, die mit dem Satz beginnt: „Und wieder ist ein Jahr ohne Migräne vergangen!"

Fall 30: Gluten, Schimmel, Schilddrüsenunterfunktion und Histaminintoleranz

Eine 23-jährige Beamtin litt zwei bis drei Tage pro Woche an Migräne. Wegen einer autoimmunen (Hashimoto-) Schilddrüsenentzündung nahm sie Schilddrüsenhormone ein. Sie klagte über häufige Durchfälle, Asthma, Atemnot und ständige Erschöpfung. Die Beschwerden begannen vor fünf Jahren, kurz nachdem sie ihre Ausbildung abgeschlossen und ihre neue Arbeitsstelle im Ministerium angetreten hatte.

Bei den Laboruntersuchungen stellten wir eine Histaminintoleranz fest. Die Patientin begann sich histaminarm zu ernähren. Wenn sie histaminhaltige Nahrungsmittel essen wollte, nahm sie Diaminoxidase, das histaminabbauende Enzym, in Form von Daosin-Tabletten ein. Alleine dadurch zeigte sich schon eine deutliche Besserung der Symptomatik. Die Migräneanfälle reduzierten sich auf ein- bis zweiwöchige Intervalle. Die Patientin führte auf meine Anregung hin ein Migränetagebuch, in dem sie alle ihre Mahlzeiten und Migräneattacken eintrug. Nach einigen Wochen stellten wir fest, dass ein Zusammenhang zwischen dem Konsum von Weizenmehlprodukten und einer höheren Migräne-Anfallswahrscheinlichkeit zu bestehen schien. Der Laborbefund ergab allerdings weder eine Weizenproteinintoleranz noch eine Glutenintoleranz. Ich verordnete ihr eine histaminarme und glutenfreie Kost. Erneut verbesserte sich die Migräne erheblich. Nur noch alle vier bis sechs Wochen tauchten Anfälle auf. Ich hatte dafür zunächst keine plausible Erklärung, fand sie jedoch später in dem Buch „Wegweiser Nahrungsmittelintoleranzen“ von Univ. Dozent Dr. med. Ledochowski. Er schreibt: „Wenig bekannt ist, dass Gluten sowohl bei Patienten mit Histaminintoleranz als auch bei Reizdarmpatienten zu Beschwerden führen kann. Der Grund ist, dass Gluten in Abbauprodukte zerlegt wird, die bestimmte Körperzellen (Mastzellen) dazu veranlassen, rasch und in großen Mengen Histamin freizusetzen. Diese Histaminfreisetzung führt dann zu allergieähnlichen Symptomen, selbst wenn gar keine allergische Reaktion stattgefunden hat.“

Der Fall dieser Patientin zeigt, dass es auch Formen von Glutenintoleranz zu geben scheint, die nicht mit einer Erhöhung der Antikörper gegen Gluten einhergehen. Diese Beobachtung hat auch Dr. Davis gemacht und in seinem Buch „Weizenwampe“ beschrieben.

Aber die Migräne war noch immer nicht ganz besiegt. Die Tatsache, dass die Migräne begonnen hatte, nachdem die Patientin vor fünf Jahren in ihr neues Büro eingezogen war, brachte uns auf die richtige Spur. Ich befragte sie nach auffälligen Gerüchen am Arbeitsplatz. Sie erzählte, dass viele Besucher meinten, in ihrem Büro rieche es nach Keller. Sie selbst habe sich schon so an den Geruch gewöhnt, dass sie ihn gar nicht mehr bemerke. Ich empfahl ihr, den Raum auf Schimmel zu untersuchen. Gleich am nächsten Tag riss sie ein großes Stück nur noch locker befestigter Tapete von der Wand hinter ihrem Bürostuhl ab. Der eklige, schmierige Schwarzschimmelbelag auf der Tapete strömte einen Geruch aus, der ihr den Atem verschlug. Da ihr Vorgesetzter das Ganze als Lappalie betrachtete, musste ich der Patientin erst ein ärztliches Attest schreiben. Ich bescheinigte ihr, dass ihre gesundheitlichen Beschwerden mit höchster Wahrscheinlichkeit auf den Schimmel zurückzuführen waren und dass sie dringend ein neues, schimmelfreies Büro brauchte. Sie konnte daraufhin in ein anderes Zimmer umziehen und hatte von diesem Zeitpunkt an eine wesentlich bessere Lungenfunktion und keinerlei Migräneanfälle mehr.

Wahrscheinlich ist, dass die permanente Einatmung von Schimmelsporen auch wieder zu Histaminausschüttung aus den Mastzellen geführt hat und dadurch zusammen mit Gluten und histaminhaltigen Nahrungsmitteln einen sehr hohen Gesamthistaminspiegel verursachte. Das führte letztendlich über die Reizung des Migränegenerators im Hirnstamm und damit auch des Trigeminusnervs zu Gefäßveränderungen, Atemnot, Nitrostress und Migräneanfällen.

Fall 31: Versteckter Weisheitszahn

Eine 25-jährige Sekretärin mit sehr blassem Teint litt seit ihrem 18. Lebensjahr an starken, sich oft über mehrere Tage hinziehenden Migräneanfällen mit starker Lichtempfindlichkeit.

Anamnese und labormedizinische Untersuchungen ergaben keine Auffälligkeiten. Die osteopathische Untersuchung zeigte nur geringfügige Abweichungen, die die Schwere der Symptome nicht erklären konnten. Das Auffälligste war ein druckschmerzhafter Punkt auf Höhe des dritten Halswirbels. Druckschmerzhafte Punkte im Bereich zwischen Hinterkopf und Schultern deuten auf Störfelder im Kopfbereich hin. Sie wurden in ihrer Zuordnung zu den verschiedenen Störfeldbereichen von Dr. Ernesto Adler und Dr. Langer beschrieben. Sie werden deshalb Adler-Langersche-Druckpunkte genannt und sind diagnostisch sehr zuverlässig. Ein druckschmerzhafter Punkt auf Höhe des dritten Halswirbels entspricht danach einem Störfeld im Bereich des Unterkiefers. Die Zähne wiesen keinerlei Kariesschäden auf. Die Patientin hatte keine Zahnschmerzen, keine überkronten Zähne und keine wurzelgefüllten Zähne. Sie war stolz auf ihre perfekten Zähne, die sie von klein auf sehr gepflegt hatte. Es war daher nicht einfach, die Patientin dazu zu bewegen, ihr Gebiss röntgen zu lassen. Dennoch gelang es mir, ihr die möglichen Zusammenhänge verständlich zu machen und sie zu einer DVT, einer Digitalen Volumentomographie, zu überweisen. Diese dreidimensionale Aufnahme des Gebisses kann man am Computer in alle Richtungen drehen und sie erlaubt daher zuverlässigere Diagnosen als gewöhnliche Röntgenbilder. In der DVT zeigte sich im rechten Unterkiefer ein retinierter, also noch von Gewebe bedeckter Weisheitszahn. Seine Wurzeln lagen sehr dicht am Mandibularkanal, einem knöchernen Kanal, durch den der den Unterkiefer sensibel versorgende Nerv zieht. Alle anderen Zähne zeigten keine Auffälligkeiten.

Auch an dem Tag, als die Patientin mit den DVT-Bildern zu mir kam, hatte sie wieder einen Migräneanfall. Nachdem ich die DVT ausgewertet hatte, infiltrierte ich testweise in das den Weisheitszahn bedeckende und umgebende Gewebe einen Milliliter Procain. Innerhalb weniger Sekunden blühte die blasse Patientin förmlich auf und bekam eine rosige Gesichtsfarbe. Sie war äußerst erstaunt, denn die Kopfschmerzen waren auf einen Schlag komplett weg. Ich empfahl der Patientin zunächst zu beobachten, ob und wann sich ein neuer Migräneanfall aufbaut und sich dann gegebenenfalls sofort bei mir zu melden. Nach sechs Wochen kam sie mit Migräne in die Praxis. Bis zu diesem Tag hatte sie aber keinerlei Kopfschmerz gehabt. Ich spritzte erneut einen Milliliter Procain an den Weisheitszahn und wieder konnten wir das gleiche Phänomen beobachten. Der Schmerz war sofort weg und die Gesichtsblässe wich einer gesunden Gesichtsfarbe. Damit war das Störfeld eindeutig identifiziert. Ich erklärte der Patientin, dass es notwendig sei, den Zahn zu ziehen, wenn sie nicht alle paar Wochen zu mir kommen wolle. Der Gedanke zum Kieferchirurg zu gehen war ihr zunächst sehr unangenehm und sie meinte, sie wolle es erst nochmal so probieren. Als sie aber nach weiteren sechs Wochen wieder mit Migräne in meiner Praxis stand und wir das Experiment zum dritten Mal wiederholten, war sie bereit, sich den Zahn ziehen zu lassen. Dadurch kam es zu einer vollständigen Ausheilung der Migräne, wie ich mich fünf Jahre später überzeugen konnte, als die Patientin wegen eines anderen Problems zu mir kam.

Fall 32: An totem Zahn befestigte Brücke

Eine 42-jährige Finanzbeamtin litt seit mehreren Jahren an Migräne mit Aura, einem Erschöpfungssyndrom sowie ausgeprägten Herzrhythmusstörungen.

Der Laborbefund war, außer einer leichten Endotoxinspiegel-Erhöhung, normal.

Die osteopathische Untersuchung war ebenfalls unauffällig. Aus der Anamnese ergab sich ein zeitlicher Zusammenhang zwischen dem Beginn ihrer Symptome und einer zahnärztlichen Behandlung, bei der ihr eine Brücke in den Unterkiefer eingesetzt worden war. Im Röntgenbild zeigte sich, dass die Brücke an zwei Zähnen befestigt war, von denen der eine wurzeltot und mit einer diffusen Ostitis (Knochenentzündung) behaftet war. Testweise spritzte ich der Patientin Procain an die Wurzel des toten Zahnes, was die Beschwerden für einige Tage verschwinden ließ. Ich schickte die Patientin zum Zahnarzt, um die Brücke zu entfernen und den toten Zahn ziehen zu lassen. Sie ging wieder zum selben Zahnarzt, der schon die Brücke eingesetzt hatte, ohne, die als Stützpfeiler dienenden Zähne, radiologisch zu untersuchen. Seine Reaktion war enttäuschend aber nicht unerwartet. Er stritt jedweden Zusammenhang zwischen dem toten Zahn und den Beschwerden der Patientin ab und weigerte sich, den Zahn mit der Brücke zu entfernen. Verunsichert kam die Patientin zu mir zurück. Zwei Ärzte, zwei Meinungen. Was sollte sie nun tun? Ich bat die Patientin beim nächsten Migräneanfall sofort wiederzukommen. Schon am nächsten Tag war es soweit. Bleich und leidend stand sie vor mir. Erneut spritzte ich ihr Procain an die Wurzel des toten Zahnes. Erneut war die Migräne innerhalb einer Minute völlig abgeklungen. Ich konnte die Patientin mit diesem Test endgültig überzeugen, dass ihre Beschwerden von dem Zahn herrührten. Ich schickte sie zu einem anderen Zahnarzt, der den Zahn zog. Im Moment des Herausziehens, verbreitete sich ein fauliger Geruch in der Praxis. Mit diesem Tag waren sowohl die Migräne als auch die Herzrhythmusstörungen und das Erschöpfungssyndrom wie weggeblasen und tauchten nie wieder auf.

Was war passiert? Der tote Zahn, der für sich alleine schon, aufgrund der toxischen Belastung durch die langsam vor sich hin faulende Wurzel, ein Störfeld für den Körper darstellte, wurde durch die Druck- und Zugspannungen in seiner Funktion als Brückenpfeiler noch zusätzlich gereizt. Das sprengte die Kompensationsfähigkeit des Körpers dann endgültig und brachte das Fass zum Überlaufen. Ich muss hinzufügen, dass man nicht immer davon ausgehen kann, dass der Zahnherd mit dem Ziehen des toten Zahnes beseitigt ist. Es kann sein, dass sich im Kieferknochen noch eine Osteonekrose, eine sogenannte „NICO“ (Neuralgie/Nervenschmerz induzierende, Kavitätenbildende Osteonekrose) befindet, die unbedingt chirurgisch entfernt werden muss, damit die Symptomatik abklingen kann. Diese Osteonekrosen findet man in der Literatur auch als „Fettige Kieferostitis“ oder „Osteomyelitis occulta“ beschrieben (Literaturempfehlung 13). Es handelt sich um fettige Klumpen, die aus dem Markraum des Knochens auszulöffeln sind. Ein Hinweis dafür sind erhöhte „RANTES“-Werte im Blut und geringe Knochendichte bei der Messung mit dem CAVITAT-Ultraschallgerät an der betreffenden Stelle im Kieferknochen. Oft ist im normalen Röntgenbild leider nichts davon zu sehen, was zu Trugschlüssen verleitet.

Fall 33: Titanimplantat

Eine 30-jährige Kosmetikerin baute seit drei Jahren gesundheitlich immer weiter ab. Sie litt an heftigen Migräneattacken und musste sich deshalb oft tagelang in ein abgedunkeltes Zimmer zurückziehen. Sie klagte über Muskelschwäche, Gewichtsverlust und extreme Müdigkeit. Die Diagnose Multiple Sklerose stand im Raum. Der gesundheitliche Abbau hatte begonnen, nachdem sie sich für über 20.000 Euro eine Luxussanierung ihres kariesruinierten und lückenhaften Gebisses inklusive dreier Titanimplantate gegönnt hatte.

Titan gilt seit vielen Jahren als eines der besten Materialien für Implantate. In der Zahnmedizin und auch in der Orthopädie ist Titan weit verbreitet, weil man davon ausging, dass das Metall keine Allergien auslöst. Dennoch reagieren einige Patienten mit einer immunologischen Reaktion.

Auf meine dringende Empfehlung hin, ließ sich die Patientin schweren Herzens die drei Titanimplantate aus dem Knochen herausfräsen. Es kamen drei eklig riechende, mit schmierigem, schwarzem Bakterienbelag verfärbte Titanschrauben heraus. Aufgrund dieser Erfahrung wollte die Patientin keine weiteren Implantate, sondern ließ sich eine herausnehmbare Prothese herstellen. Am Tag nach der Entfernung der Implantate hatte sie ihre allerletzte Migräneattacke.

Zur Erklärung dieses Falles möchte ich aus dem hervorragenden Buch „Kavitätenbildende Osteolysen des Kieferknochens“ von Dr. Johann Lechner zitieren: „Die Ursache einer Titan-Sensibilisierung ist neben der Partikelbildung des Implantats die überschießende entzündungsbildende Reaktivität der Immunzellen, die bei einigen Patienten nach Kontakt mit diesen Titanpartikeln auftritt. Diese beruht nicht auf der Anwesenheit Titan-spezifischer Lymphozyten – daher zeigt der LTT-Test fast immer negative Ergebnisse – sondern auf einer erhöhten Entzündungsbereitschaft unspezifischer Immunzellen wie Monozyten und Gewebemakrophagen nach Kontakt mit Titanpartikeln.“

Es werden zwar bei Titanimplantationen hohe Einheilungsraten erzielt, aber es gibt immer wieder auch Patienten, bei denen es zu Unverträglichkeiten kommt. Wenn unbedingt ein Implantat eingesetzt werden muss, gibt es die Möglichkeit, ein Zirkon-Implantat zu verwenden, welches erheblich besser vertragen wird. Wenn Titan in den Körper eingebracht wird, oxidiert es permanent. Die winzigen Titanoxidpartikel werden dann wahrscheinlich vom Immunsystem mit Bakterien verwechselt und von den sogenannten Makrophagen (Fresszellen) „gefressen". Dabei werden Botenstoffe ausgeschüttet. Diese rufen bei Infektionen eine schnelle Entzündung hervor.

Fall 34: Craniosakrale Dysfunktion und Störfeld „Kopfhaut“ nach Reitunfall

Dieser 60-jährige ehemalige Manager litt seit zwanzig Jahren an schrecklichen Migräneanfällen, die ihn mindestens einmal wöchentlich für zwei Tage außer Gefecht setzten. Zwischen den Anfällen beklagte er einen fast permanenten, leichten bis mittelschweren Dauerkopfschmerz, Schwindel, Erschöpfung und eine Vielzahl anderer Symptome. Aufgrund seiner Leiden war er frühberentet. Vor dieser Zeit hatte er eher selten Kopfschmerzen. Er war über 25 Jahre ein sehr aktiver Hobbyreiter gewesen und hatte mehrere heftige Stürze vom Pferd erlebt.

Als ich bei der osteopathischen Erstuntersuchung seinen Kopf in meine Hände nahm, fühlte sich dieser wie ein Stein an. Ich konnte kaum etwas von den rhythmischen Bewegungen des Ausdehnens und Zusammenziehens wahrnehmen, die normalerweise am Kopf recht deutlich spürbar sind. Der Kopf ist aus 22 Schädelknochen zusammengesetzt, die durch bewegliche Nähte miteinander verbunden sind. Das ganze Gefüge dehnt sich normalerweise im Durchschnitt etwa zehnmal pro Minute aus und zieht sich wieder zusammen. Das ist der sogenannte Craniosakrale Rhythmus. Der Kopf dieses Patienten fühlte sich an, als wäre er durch ein Stahlband zusammengeschnürt. Als ich ihm die Hände auf den Kopf legte, war ihm das zunächst ziemlich unangenehm, da das Gewicht meiner Hände den Kopf zusätzlich komprimierte. Doch das änderte sich schnell. Mit Techniken aus der Craniosakralen Osteopathie löste ich die Spannungsmuster auf, bis ich wieder etwas Bewegung und Elastizität unter meinen Händen spürte. Zusätzlich verbesserte ich die Abflussverhältnisse der venösen Leiter unter der Schädeldecke (Sinus venosus) systematisch in einer bestimmten logischen Reihenfolge. Als ich die Behandlung mit einer Technik beendete, bei der der vierte Ventrikel (Hirnflüssigkeitsraum) komprimiert wird und das Nervenwasser entlang der Nervenscheiden bis in Hände und Füße gepumpt wird, atmete der Patient seufzend aus und bestätigte ein angenehmes Gefühl. Er stand auf, bewegte den Kopf in alle Richtungen und bemerkte, dass sich sein Kopf schon seit vielen Jahren nicht mehr so leicht angefühlt habe. Wir vereinbarten zwei Wochen später einen Nachfolgetermin, um dem Labor Zeit zu geben, die Blutproben auszuwerten.

Jedoch schon fünf Tage später rief mich der Patient an und fragte mich, ob er einen Notfalltermin haben könne. Er sei gerade in der Nähe und spüre, dass sich just eine neue Migräneattacke anbahne. Eigentlich war ich bis zum späten Abend mit Patienten durchgeplant, doch ich entschloss spontan, ihn in meiner Mittagspause zu behandeln. Er berichtete, die letzten Tage nach der Behandlung habe er sich so gut wie schon seit ewigen Zeiten nicht mehr gefühlt. Er habe bereits die Hoffnung gehabt, dass nicht nur der Dauerkopfschmerz, sondern auch die Migräne dauerhaft beseitigt sei, aber nun gingen die Leiden von neuem los. Ich legte meine Hände auf seinen Kopf. Beweglichkeit und Elastizität der Schädelplatten waren anhaltend gut. Ich löste noch einige blockierte Hals- und Brustwirbel und behandelte einige Faszienstränge (Bindegewebsstränge), konnte aber die Migräne nicht ausbremsen. Ich spritzte ihm Procain an die Nerven der oberen Hals- und Brustwirbelsäule, an der ich rechts druckempfindliche Punkte fand. Unbeeindruckt entwickelte sich die Migräne weiter. Ich fragte ihn, in welchem Kopfbereich er die stärksten Schmerzen spüre und er zeigte auf eine etwa hühnereigroße Fläche am rechten hinteren Ende des Stirnbeins. Obwohl dort keinerlei Narbe sichtbar war, hatte ich intuitiv die Idee, diesen Bereich komplett mit Procain zu unterfluten. Der Patient war einverstanden. Als ich in diesem Bereich fünf Milliliter Procain unter die Kopfschwarte gespritzt hatte, fragte ich den Patienten ob der Kopfschmerz besser geworden sei. Der Schmerz war komplett weg und der Patient überglücklich.

Hier hatte sich ein echtes Sekundenphänomen ereignet, wie es schon die Erfinder der Neuraltherapie, die Brüder Huneke beschrieben hatten. Noch fünf weitere Sitzungen, in immer größeren Zeitintervallen, unterspritzte ich denselben Bereich am Kopf und der Vollständigkeit halber auch die druckschmerzhaften Punkte an der oberen Hals- und Brustwirbelsäule. Danach war die Migräne dauerhaft ausgeheilt. Eine mögliche Erklärung wäre, dass der Patient durch ein Schädeltrauma nach einem Reitunfall, zusätzlich zu einer Craniosakralen Dysfunktion, eine Verletzung tieferer Gewebeschichten und damit ein Störfeld, im neuraltherapeutischen Sinne, unter der narbenfreien Haut hatte. Die Injektion könnte aber auch die Akupunkturpunkte, die unter der Kopfhaut liegen und dem Zentralnervensystem zugeordnet sind, behandelt haben. Jedenfalls habe ich später noch bei weiteren Patienten beobachtet, dass es sich lohnen kann, schmerzhafte Areale unter der Kopfhaut mit Procain zu unterfluten.

Fall 35: Eierstockzysten und Stauniere rechts

Eine 36-jährige Geschäftsfrau litt seit mehr als vier Jahren an ziehenden Schmerzen wechselnder Intensität in Bauch und Becken der rechten Körperhälfte, an Schulterschmerzen rechts, sowie an Rückenschmerzen rechts der Lendenwirbelsäule, die ins rechte Bein und die rechte Leiste ausstrahlten. Seit drei Jahren kamen Migräneanfälle hinzu, die mit der Zeit immer häufiger und stärker wurden. Sie war aus achthundert Kilometern Entfernung angereist und hatte bereits eine wahre Arzt-Odyssee hinter sich.

Sie brachte mir Arztberichte mit, aus denen hervorging, dass bei ihr durch Ultraschall eine Hydronephrose rechts (vergrößerte Stauniere) und eine Zyste am rechten Eierstock festgestellt wurden. Vor zwei Jahren öffnete man ihren Bauch chirurgisch, um eine Ursache der Beschwerden zu finden. Bei dieser Gelegenheit entfernte man den Blinddarm vorbeugend, obwohl er nicht entzündet war. Eine Ursache fand man damals nicht, aber die Beschwerden verstärkten sich wenige Wochen nach der Operation noch mehr. Die Patientin war verzweifelt.

Nachdem ich die Vorbefunde ausgewertet hatte und die Patientin osteopathisch untersucht hatte, stellte ich folgende Arbeitshypothese auf: Die Radix mesenterii, ein Gefäßstrang, der sich von links oberhalb des Bauchnabels ins rechte Becken zieht und dabei verschiedene andere Strukturen überquert, war verkürzt, mit dem Bauchfell verklebt und komprimierte den rechten Harnleiter, die Nierenvenen sowie die vom rechten Eierstock kommende Vene. Das hatte zu einem Rückstau mit Volumenvergrößerung der rechten Niere sowie zu einer Zyste des rechten Eierstocks geführt. Die vergrößerte und mobilitätsreduzierte rechte Niere drückte auf den rechten Psoas-Muskel und rief so reflektorisch eine erhöhte Muskelspannung hervor, die zu einer Irritation der Lendenwirbelnerven (Plexus lumbalis, Iliohypogastricusnerv, Ilioinguinalisnervs) führte. Diese Irritation führte zu Schmerzen im rechten Lendenwirbelbereich mit Ausstrahlung ins rechte Bein. Die Tatsache, dass die Patientin sich in zusammengekrümmter Körperhaltung fast schmerzfrei fühlte, unterstützte die Hypothese, da in dieser Stellung sowohl die Radix mesenterii als auch der Psoasmuskel entspannt sind. In mehreren osteopathischen Behandlungen löste und dehnte ich sukzessive die Radix mesenterii, löste Bauchfellverklebungen und entspannte den Psoasmuskel. Schon nach der ersten Behandlung besserten sich Bauch- und Rückenbeschwerden deutlich. Nach sechs Behandlungen waren sie komplett verschwunden. Interessanterweise waren auch keinerlei Migräneattacken mehr zu verzeichnen.

Wie ließ sich nun erklären, dass die Behandlung der Beschwerden auch die Heilung der Migräne beeinflusst hatte? Eine mögliche Erklärung ist, dass die Zugspannungen der Faszien im Bereich der oberen Kopfgelenke und des Hinterhauptbeins, z. B. über ein Band (Ligamentum craniale durae matris spinalis), Einfluss auf die Spannung der Dura (Äußere Hirnhautschicht) nehmen können. Die Zugspannungen können sich von der angespannten rechten Psoas-Faszie über die Faszien-Ketten bis hoch zu den Halsfaszien, den Halswirbeln und zum Kopf ziehen. Eine andere Erklärung ist die Reizung der sympathischen Nervenfasern des Grenzstrangs entlang der Wirbelsäule durch verklebungsbedingte Durchblutungsstörungen und Afferenzen irritierter Organe. Oder aber, es treten hormonelle Störungen durch den Rückstau im rechten Eierstock auf. Jede dieser Ursachen könnte letztendlich den Trigeminusnerv irritieren, der im Bereich der oberen Halswirbelsäule sehr eng mit den sympathischen Nervenfasern verbunden ist.

Fall 36: Genetische Glutenintoleranz

Eine 40-jährige gebürtige Vietnamesin litt seit ihrer Pubertät an vier bis sechs jeweils dreitägigen Migräneattacken im Monat. Sie war im Alter von einem Jahr von einer deutschen Familie adoptiert worden und in Deutschland aufgewachsen. Sie hatte Betriebswirtschaft studiert und hatte vom 30. bis zum 35. Lebensjahr für eine große Maschinenbaufirma gearbeitet, die sie für fünf Jahre nach China abgeordnet hatte. In diesen fünf Jahren hatte sie keine einzige Migräneattacke erlitten. Kaum war sie zurück in Deutschland, ging die Migräne weiter wie zuvor. Ich fragte sie, wie sie sich in den fünf Jahren ernährt hatte. Sie antwortete, sie habe sich so wie die Chinesen, mit viel Reis, Gemüse und Fleisch ernährt. Hier in Deutschland ernährte sie sich hingegen von Weizenbrot zum Frühstück und zum Abendessen und aß mindestens zweimal wöchentlich Spaghetti zum Mittagessen. Milchprodukte vermied sie, da sie bekanntermaßen an einer Laktoseintoleranz litt.

Nach dieser Geschichte stellte sich für mich die Diagnose wie von selbst. Um die Kosten gering zu halten, die Patientin war alleinerziehende Mutter eines kleinen Kindes, schlug ich ihr vor, sich wie in China drei Monate ohne Brot und Nudeln und ohne jegliche Art glutenhaltiger Mehlprodukte zu ernähren und dann wieder zu mir zu kommen. Nach drei Monaten rief sie mich an und bestätigte freudig, dass sie die ganze Zeit über keine Migräneattacken gehabt habe.

Was war ihr Problem? Sie litt an einer genetisch bedingten Glutenintoleranz, da in Vietnam in den letzten Jahrtausenden glutenhaltige Getreide wie Weizen, Dinkel und Roggen nicht bekannt waren, und es daher auch keinerlei genetische Anpassung geben konnte. Der Zusammenhang schien mir so offensichtlich, dass ich erstaunt war, dass die Patientin ihn nicht schon alleine erkannt hatte. Wenn sie Milchprodukte aufgrund ihrer Laktoseintoleranz nicht ohnehin schon vermieden hätte, hätte ich ihr empfohlen, zusätzlich noch darauf zu verzichten.

Einige Zeit später gelang es mir, eine andere Patientin mit ostasiatischen Wurzeln von ihren epileptischen Anfällen und ihrem chronischen Reizdarm zu befreien. Ebenfalls durch Glutenverzicht. Glutenintoleranz oder Glutenempfindlichkeit ist natürlich auch in Europa weit verbreitet, aber möglicherweise in einigen traditionellen Reisanbaugebieten Asiens noch ausgeprägter. Der Glutenintoleranz habe ich in diesem Buch ein eigenes Kapitel gewidmet.

Fall 37: Spannungen des Duralsacks

Gerne erinnere ich mich an die 60-jährige russlanddeutsche Altenpflegerin, die seit ihrer Kindheit an chronischem Dauerkopfschmerz und häufigen Migräneanfällen litt. Sie hatte große Bedenken, eine Behandlung bei mir zu beginnen, da sie wenig Geld hatte und ich meine Patienten immer in der ersten Sitzung wahrheitsgemäß informiere, dass in den meisten Fällen zehn bis zwanzig Sitzungen notwendig sind, um die Beschwerden komplett zu beseitigen. Ich konnte sie überzeugen, wenigstens ein Minimum an Laboranalysen durchführen zu lassen und sich auf ein paar Behandlungen einzulassen. Aus der Anamnese erfuhr ich, dass sie als kleines Kind einen Autounfall mit Schleudertrauma erlebt hatte. Ihr Vater war betrunken auf ein vor ihm haltendes Auto aufgefahren. Sie war mit einem Bauchgurt angeschnallt.

Bei der osteopathischen Untersuchung stellte ich fest, dass ihr Kreuzbein zwischen den beiden Beckenschaufeln stark nach vorne verlagert und eingeklemmt war. Sie konnte sich nur stark eingeschränkt nach vorne beugen und hatte einen etwas steifen Gang. Ihr Hinterhauptbein war unbeweglich zwischen den beiden Schläfenbeinen und dem ersten Halswirbel verkeilt und die obere Halswirbelsäule dadurch stark bewegungseingeschränkt. Der Übergang zwischen dem fünften Lendenwirbel und dem Kreuzbein und die mittlere bis untere Brustwirbelsäule waren blockiert. Mir fielen ausgeprägte, anormale Spannungsmuster im Bereich von Hals, Bauch und Becken auf und der ganze Schädel wirkte bewegungseingeschränkt.

In den ersten vier Sitzungen behandelte ich alle oben genannten Dysfunktionen. Das sorgte dafür, dass sich die Patientin von ihrem Gesamtbefinden her wesentlich wohler und beweglicher fühlte. Trotzdem hatte sich weder an ihrem Dauerkopfschmerz noch an ihren Migräneattacken irgendetwas geändert, was mich zugegebener Maßen enttäuschte und irritierte. In der fünften Sitzung behandelte ich hauptsächlich den Kopf und die darin befindlichen Membranen. Ich fragte bei jedem Handgriff, ob sich etwas am Dauerkopfschmerz verändert habe oder nicht. Als ich schon fast resigniert hatte, weil die Patientin bei keinem der osteopathischen Handgriffe eine Veränderung verspürte, versuchte ich eine andere Technik. Dabei werden die Enden der Falx Cerebri und Falx cerebelli, die Membranen, die die beiden Hirnhälften voneinander trennen, einander angenähert. Als ich die Patientin erneut fragte, ob der Kopfschmerz jetzt stärker oder schwächer sei, sagte sie überraschend, dass sie glaube, ihn im Moment gar nicht zu spüren. Ich bat sie, sich aufzusetzen und nochmals in den Kopf hinein zu spüren. Sie setzte sich und drehte den Kopf hin und her. Der Schmerz war wirklich weg. Ich fragte sie, wann sie zuletzt ohne Kopfschmerzen, so wie jetzt, gewesen sei. Sie konnte sich nicht daran erinnern irgendwann einmal völlig ohne Kopfschmerz gewesen zu sein. Nach fünfzehn Jahren war sie es. Die Schmerzfreiheit hielt drei Tage an, dann begann der Kopfschmerz erneut. Ich behandelte die Patientin noch zwei weitere Male. Danach waren sowohl der Dauerkopfschmerz, als auch die Migräne anhaltend beseitigt. Mein Kontrollanruf nach einem Jahr bestätigte dies.

Nun kann man sich vielleicht fragen, ob es nicht gereicht hätte, einfach nur den letzten Handgriff auszuführen, der schließlich den Teufelskreis des Schmerzes unterbrach. Aus meiner Erfahrung heraus kann ich sagen, dass das mit großer Wahrscheinlichkeit nicht zum Ziel geführt hätte. Hätte ich durch die Vorarbeit an den anderen Körperstrukturen nicht die Voraussetzungen für die Heilung geschaffen, so wäre dieser Handgriff wahrscheinlich wirkungslos verpufft. Man könnte die Situation vielleicht so erklären: Ein Elefant ist mit vier Ketten an allen vier Füßen gefesselt. Befreit man ihn von drei Ketten, so wird er sich zunächst etwas wohler fühlen und etwas mehr Bewegungsspielraum haben. Die volle Freiheit und den vollen Nutzen aus der Durchtrennung der ersten drei Ketten wird er jedoch erst erlangen, wenn auch die vierte Kette durchtrennt ist.

So konnte der, die Hirnhäute innervierende Trigeminusnerv, dessen Spannungsrezeptoren ständig durch die vom Kreuzbein bis zum Kopf durchgehende Zugspannung irritiert wurden, entlastet werden. Dadurch gab es keinen Kopfschmerz und keine Migräne mehr.

Fall 38: Antikörperfreie Glutenintoleranz

Eine 48-jährige Patientin berichtete, seit früher Kindheit mindestens ein- bis zweimal pro Woche eine Migräneattacke zu haben. Außerdem habe sie ständig ein Gefühl leichter Übelkeit und großer Müdigkeit. Sie hatte keine Unfälle gehabt.

Mein erster Verdacht waren Nahrungsmittelunverträglichkeiten. Ich konnte allerdings bei keiner Laboruntersuchung etwas Verdächtiges finden. Sie litt seit vielen Jahren an einer leichten Milchzuckerunverträglichkeit (Laktoseintoleranz), verzichtete aber auch schon über fünf Jahre komplett auf Milchprodukte, ohne, dass sich an ihrer Schmerzsymptomatik irgendetwas verändert hatte. Sie hatte weder Antikörper gegen Nahrungsmittel noch gegen Gluten und auch keine Histaminintoleranz. Sämtliche Laboranalysen waren unauffällig. Die bei der osteopathischen Untersuchung gefundenen, geringfügigen Spannungsmuster, die schnell gelöst waren, konnten die Beschwerden auch nicht erklären. Die neuraltherapeutische Anspritzung der potenziellen Störfelder mit Lokalanästhetikum brachte keinerlei Verbesserung der Symptomatik. Die Zähne waren mittels DVT, einer dreidimensionalen Röntgenaufnahme, untersucht und in bester Ordnung. Nach Angaben der Patientin bestanden auch keine größeren Lebenskonflikte.

Wie konnte ich dieser Patientin helfen? Ich hatte das Glück, dass mir in dieser Zeit das Buch „Weizenwampe – wie Weizen dick und krank macht“ in die Hände fiel. In diesem Buch beschreibt Dr. Davis, ein amerikanischer Arzt, den Fall einer Colitis-Ulzerosa-Patientin, deren autoimmune Erkrankung so weit fortgeschritten war, dass die operative Entfernung eines Dickdarmteils und ein künstlicher Darmausgang in Kürze bevorstanden. Dr. Davis überzeugte die Patientin, probeweise eine mehrmonatige, komplett glutenfreie Diät einzuhalten, obwohl keinerlei Antikörper gegen die Glutenbestandteile Gliadin und Transglutamin in Blut und Stuhl nachweisbar waren. Die Patientin, die natürlich angesichts der normalen Laborwerte anfangs am Sinn der Maßnahme zweifelte, ließ sich in ihrer Verzweiflung und Panik vor der bevorstehenden Operation trotzdem auf diese radikale Diät ein. Und tatsächlich ging es ihr zusehends besser. Die Darmentzündung ging zurück. Sie brauchte keine Operation und keinen künstlichen Darmausgang mehr und wurde in wenigen Monaten wieder völlig gesund.

Eine antikörperfreie Glutenintoleranz? Diesen Fall vor Augen und die Symptomatik meiner Patientin mit ihren Migräneanfällen, ihrer Dauermüdigkeit und ihrer Dauerübelkeit im Hinterkopf, kam mir plötzlich die Idee. Sollte auch sie vielleicht an einer Glutenintoleranz ohne nachweisbare Antikörper leiden? Ich schlug ihr beim nächsten Besuch vor, ebenfalls testweise, zumindest für sechs Wochen, komplett auf glutenhaltige Produkte, wie Weizen-, Dinkel-, Roggen- und Gerstehaltige Nahrungsmittel zu verzichten. Sie willigte ein. Wir vereinbarten sechs Wochen später einen Termin. Zu diesem Termin kam sie mit den Worten: „Also, Herr Doktor, ich habe eine gute und eine schlechte Nachricht. Die gute ist, dass ich seit vier Wochen keine Migräne und keine Kopfschmerzen mehr habe. Auch die Dauerübelkeit ist weg und ich bin nicht mehr ständig müde und erschöpft. Ich fühle mich wie neu geboren!“ Das freute mich natürlich sehr und ich erwiderte: „Das ist ja fantastisch! Aber was ist dann die schlechte Nachricht?“ „Die schlechte Nachricht ist, dass ich nicht weiß, wie ich über die Trauer um meine 48 verlorenen Jahre hinwegkommen soll. Warum hat mir das niemand früher gesagt?“

Fall 39: Kiefermuskelspannungen und Halswirbelsäule

Die 25-jährige Design-Studentin litt seit etwa vier Jahren mindestens einmal pro Woche an Migräneattacken. Einen Auslöser für den Beginn der Anfälle konnte sie nicht benennen. Mehrere Ärzte hatten ihr eine psychotherapeutische Behandlung angeraten, wahrscheinlich, weil sie von ihrem Typ her auf den ersten Blick sehr zerbrechlich, zart, blass und verletzlich wirkte. Wenn man sie aber näher kennenlernte und sich mit ihr unterhielt, wurde einem schnell klar, dass hier eine psychisch recht gesunde Persönlichkeit ohne schwere Lebenskonflikte stand.

Bei der osteopathischen Untersuchung stellte sich heraus, dass sie an einem Problem der oberen beiden Halswirbel litt. Der Migräneschmerz zog jedes Mal hinter das rechte Auge. Er ließ sich durch Druck auf den Querfortsatz des zweiten Halswirbels und ebenso durch Druck auf einen Kiefermuskel im rechten Oberkiefer (Pterigoideus lateralis) auslösen. Die sonstige Untersuchung war wenig ergiebig. Die Patientin kam zu mir in einer Phase, in der ich Halswirbelpatienten hauptsächlich neuraltherapeutisch behandelte und osteopathisch noch wenig versiert war. So spritze ich auch bei dieser Patientin die Kopfgelenke und die oberen beiden Facettengelenke einige Male mit Lokalanästhetika an. Das führte im akuten Migräneanfall regelmäßig zu einer starken Beschwerdelinderung, die für mehrere Stunden anhielt, den Kopfschmerz jedoch nicht völlig und dauerhaft auslöschen konnte. Er flammte oft nach zwei Stunden wieder auf. Nachdem ich auch nach zehn Behandlungen noch keine längerfristige Verbesserung erzielt hatte, besann ich mich auf eine andere Strategie.

Ich erinnerte mich an eine osteopathische Technik, die der amerikanische Orthopäde Dr. Jones entdeckt hatte, die Counterstrain-Technik. Bei dieser Technik wird versucht, Körperteile durch Beugen, Strecken, Drehen, Seitneigung, Schieben oder Ziehen in eine bestimmte Stellung zu bringen, in der ein zunächst druckschmerzhaft verquollener Gewebebereich, der Tenderpoint, nicht mehr druckempfindlich ist. Gelingt es, diese Stellung zu finden und neunzig Sekunden unter Spannung zu halten, so ist der zunächst druckempfindliche Punkt oft nicht mehr schmerzhaft. Ich stellte also zunächst während eines sich anbahnenden Migräneanfalls den Tenderpoint am hinteren Atlasbogen ein, indem ich ihren Kopf stark nach hinten überstreckte und dann Schub nach vorne darauf gab, bis der Punkt weich und unempfindlich war. Nach 90 Sekunden löste ich die Spannung auf, indem ich den Kopf in Normalstellung brachte und nachtestete. Der Tenderpoint war nicht mehr tastbar oder spürbar. Als nächstes stellte ich den Tenderpoint am rechten Querfortsatz des 2. Halswirbels ein. Hierfür führte ich ihren Kopf in eine starke Seitneigung nach rechts, so dass dieser fast auf ihrer Schulter auflag und hielt ihn wieder 90 Sekunden in dieser Stellung, bis er nicht mehr empfindlich war. Mit diesen zwei Punkten waren schlagartig auch die beginnende Migräne und der Kopfschmerz verschwunden. Ich behandelte noch einmal nach sechs Wochen nach. Danach brauchte sie keine weiteren Behandlungen mehr. Ihre Migräne war geheilt.

Wie lässt sich die Heilung erklären? Der rechte Teil des hinteren Atlasbogens bedrängte das Rückenmark und die von dort abgehenden Nerven. Er war, warum auch immer, nach links und nach vorne verschoben. Durch die Counterstrain-Technik wurde ein neues Spannungsgleichgewicht zwischen den Muskeln, Faszien und Bändern im oberen Halswirbelbereich eingestellt, das den Wirbeln ermöglichte, in ihre ursprüngliche, normale Position zurückzugleiten. Seither konnte ich noch mehrere ähnlich gelagerte Fälle, bei denen das Hauptproblem im Bereich der oberen Halswirbel lag, mit dieser Technik von ihrer Migräne befreien. Oft war es allerdings nötig, erst die anderen, weiter unten gelegenen Spannungsmuster, wie sie z. B. nach Unfällen, Schleudertraumata, Operationen, etc. auffielen, zu lösen. Mit der Counterstrain-Technik konnte ich sozusagen die letzte Kette, die den Patienten fesselte, sprengen.

Fall 40: „Die Pille"

Eine 24-jährige Physiotherapeutin litt seit ihrer Pubertät an Migräneanfällen zunehmender Häufigkeit. Als sie zu mir kam, hatte sie mindestens zwei Migränetage pro Woche.

Aufgrund der Anamnese, der Laboranalysen und der osteopathischen Untersuchung ging ich zunächst davon aus, dass dieser Fall einfach zu lösen sein würde. Aus der Anamnese ergab sich, dass sie höchstwahrscheinlich eine Kohlenhydratunverträglichkeit hatte. Im Labor ließen sich ein deutlicher Nitrostress, ein daraus folgender Vitamin-B12-Mangel in den Körperzellen sowie eine ausgeprägte Histaminintoleranz nachweisen. Die osteopathische Untersuchung zeigte mehrere Wirbelblockaden und entzündliche Nervenreizungen entlang der Wirbelsäule. Jeder dieser Befunde hätte aus meiner Erfahrung schon für sich ausgereicht, um eine Migräne aufrecht zu erhalten. Ich behandelte die Wirbelsäule osteopathisch und neuraltherapeutisch, verschrieb ihr eine kohlenhydratärmere, fettreichere und histaminarme Kost und Daosin-Kapseln zum besseren Histaminabbau und ließ sie hochdosiert Vitamin B12 spritzen, um den Nitrostress zu kompensieren. Was war das Resultat? Es veränderte sich fast nichts. Obwohl ich die Patientin über mehrere Monate fast wöchentlich osteopathisch und neuraltherapeutisch behandelte, ging es ihr nur wenig besser in dem Sinne, dass es manchmal eine Woche ohne Migräne gab. Das war äußerst unbefriedigend. Es musste irgendwo ein Therapiehindernis geben. Aus meiner Erfahrung heraus gab es dafür vier Möglichkeiten. Entweder die Patientin hatte einen schweren psychischen Lebenskonflikt, den sie mir allerdings nicht bestätigen konnte. Oder es lag ein Zahnstörfeld vor, was eher unwahrscheinlich war, da die Patientin sehr gepflegte, kariesfreie Zähne hatte. Die dritte Möglichkeit wäre eine ignorierte Nahrungsmittelunverträglichkeit, jedoch war die Patientin sehr informiert und engagiert und hielt eine histaminarme Diät ein. Zu guter Letzt blieben als Erklärung noch künstliche Hormonpräparate wie „die Pille", Hormonspiralen etc. Die Patientin nahm seit mehreren Jahren „die Pille" und wollte diese auf keinen Fall absetzen. Sie meinte, sie sowohl als Verhütungsmittel als auch gegen ihre Akne zu benötigen.

Ich ließ die Patientin einen Hormontest auf Östrogen und Progesteron durchführen obwohl ich wusste, dass sie die Pille nahm und damit sehr niedrige Hormonwerte zu erwarten waren. Die hormonähnlichen Chemikalien unterdrücken nämlich die natürliche Progesteron-Produktion. Ich brauchte diese Laborwerte aber, um ihr zu zeigen, dass ihre Hormonspiegel trotz ihres jugendlichen Alters, denen einer alten Frau in der Menopause glichen. Ich erklärte ihr, dass „die Pille" mit ihren künstlichen, chemisch formelveränderten Hormonen ein unübersehbares Chaos im Körper verursacht, zu erhöhtem Verbrauch von Vitamin B1, B3, B6, Folsäure und Vitamin C führt und ein Therapiehindernis darstellen kann. Zu meinem Bedauern konnte ich sie trotzdem nicht dazu bewegen, „die Pille" abzusetzen und wir brachen die Behandlung daher erfolglos ab.

Neun Monate später schickte sie mir eine E-Mail, in der sie schrieb, dass sie „die Pille" nicht mehr nähme und damit auch der Kopfschmerz verschwunden sei. Sie hätte jetzt zwar Pickel, aber dafür keine Kopfschmerzen mehr. So wie es scheint, war einzig und allein „die Pille" an ihrem Kopfweh schuld. Bei dem Versuch, wegen der Pickel, „die Pille" kurzzeitig wieder einzunehmen, wären auch intensive Kopfschmerzattacken wiedergekommen. Ich bin mittlerweile der Meinung, dass „die Pille" eines der häufigsten Therapiehindernisse in der Migränebehandlung ist. Ich empfahl ihr, wegen ihrer Akne-Schübe im Gesicht eine niedrigdosierte Creme mit naturidentischem Progesteron anzuwenden. Dadurch gelang es, in kürzester Zeit auch die Akne wieder zum Verschwinden zu bringen. Nachdem wir die anderen Belastungsfaktoren alle aus dem Fass der Ursachen genommen hatten, war der Faktor „Pille" noch als Zünglein an der Waage übriggeblieben. Sobald dieser Belastungsfaktor aus dem Körper entfernt worden war, war es dem Körper wieder möglich, selbst erfolgreich zu regulieren.

Fall 41: Helicobacter-Pylori-Infektion

Eine zierliche 38-jährige Kosmetikerin litt seit etwa 18 Jahren an Migräneattacken wechselnder Häufigkeit und Stärke. Als sie zu mir in Behandlung kam, waren es vier bis fünf Anfälle im Monat. Aus der Anamnese erfuhr ich, dass sie zusätzlich seit 20 Jahren an einer starken Fruktoseintoleranz (Fruchtzuckerunverträglichkeit) litt, weshalb sie so gut wie kein Obst aß. Ebenso lange litt sie auch schon an einer sehr schmerzhaften, chronischen Magenschleimhautentzündung, die sie immer wieder ohne langfristigen Erfolg mit Säureblockern (Protonenpumpen-Hemmern) zu bekämpfen versucht hatte.

Die Laboranalysen zeigten, dass kein Nitrostress vorlag, aber ein deutlich erhöhter Methylmalonsäure-Spiegel, der auf einen starken Vitamin-B12-Mangel in den Körperzellen hindeutete. Die Patientin hatte eine Vitamin-C-Unterversorgung und stark erhöhte Antikörper gegen ein im Magen lebendes Bakterium namens „Helicobacter Pylori", das die Ausheilung von Magenschleimhautentzündungen und Magengeschwüren verhindert. Ich empfahl der Patientin, eine einwöchige Kur mit einer Mischung von zwei Antibiotika und einem Säureblocker durchzuführen, spritzte ihr hochdosiert Vitamin B12 und verabreichte ihr hochdosiertes Vitamin C in Form von Infusionen. Zuvor hatte ich untersucht, dass sie an keinem Enzymdefekt namens Glukose-6-Phosphat-Dehidrogenase litt, der eine Kontraindikation für Vitamin-C-Infusionen wäre. In der Behandlungswoche hatte die Patientin noch zwei Migräneattacken und es ging ihr insgesamt nicht gut. Danach aber waren sowohl die Magenschleimhautentzündung mit den anhaltenden Magenschmerzen, als auch die Migräne dauerhaft geheilt, ohne dass wir osteopathisch oder neuraltherapeutisch irgendetwas unternehmen mussten. Wir bauten im Anschluss die durch das Antibiotikum geschädigte Darmflora innerhalb von vier Monaten mit einer Darmsanierung wieder auf. Die Patientin war völlig gesundet.

Was war die Erklärung? Die Patientin hatte sich wahrscheinlich vor circa zwanzig Jahren eine Infektion, mit dem auch unter Menschen ohne Magenprobleme sehr verbreiteten Bakterium „Helicobacter Pylori", zugezogen. Dieses Bakterium, das sehr sensibel auf Vitamin C reagiert, hatte im Magen der Patientin optimale Lebensbedingungen vorgefunden, da sie sich auf Grund ihrer Fruktoseintoleranz praktisch ohne Obst und damit sehr arm an Vitamin C ernährte. Die häufigen Behandlungen mit Säureblockern zur Schmerzlinderung hatten dazu geführt, dass die Resorption von Vitamin B12 im Magen stark eingeschränkt war. Zur Aufnahme von Vitamin B12 ist nämlich der in den Belegzellen der Magenschleimhaut gebildete Intrinsic-Faktor notwendig, dessen Bildung durch Säureblocker gestört wird. Dies führt dann zu einem Vitamin-B12-Mangel mit Einschränkung der Mitochondrienfunktion, was den Migränegenerator leicht anwerfen kann. Bei dieser Art von Vitamin-B12-Mangel helfen übrigens Vitamin-B12-Tabletten nichts, da deren Aufnahme auch wieder am fehlenden Intrinsic-Faktor scheitert. Dieses Problem lässt sich durch Vitamin-B12-Spritzen umgehen. Der beschriebene Fall liegt übrigens einige Jahre zurück und ich kann heute sagen, dass eine Ausrottung des Helicobacters oft auch ohne Antibiotika, nur durch eine einmonatige Behandlung mit hochdosiertem Vitamin C, nach Dr. Kuklinski morgens und abends je zweihundert Milligramm Calciumascorbat, möglich ist. Dadurch werden weder die Darmflora noch die Mitochondrien in Mitleidenschaft gezogen.

Fall 42: Zahnherd oder Borrelien?

Eine 35-jährige Bankkauffrau litt seit ihrer Kindheit an häufigen Kopfschmerzen, die immer öfter in mehrstündigen Migräneattacken ausuferten und die sie schließlich in meine Praxis brachten. Zuletzt hatte sie mindestens 15 Migränetage im Monat. Ihre seit zwei Jahren häufig wechselnden Gelenkschmerzen an der Schulter, an den Handgelenken und an den Knien und ihre oft auftretenden Herzrhythmusstörungen wollte sie ohnehin osteopathisch untersuchen lassen.

Bei der Laboruntersuchung fiel auf, dass ihr CRP-Wert, ein Entzündungsmarker, auf das Doppelte des maximalen Normwerts angestiegen war. Auch ihr Endotoxin-Wert war leicht erhöht. Die Patientin hatte folglich eine Entzündung im Körper. Aber wo? Ich schickte sie zunächst zum Zahnarzt um DVT-Bilder ihrer Zähne zu erhalten und damit Hinweise auf Entzündungen im Zahnbereich zu gewinnen. Tatsächlich war eine Entzündung unter dem wurzeltoten letzten Backenzahn im linken Oberkiefer sichtbar. Der Zahnarzt zog den Zahn und empfahl danach, eine Woche lang ein bestimmtes Antibiotikum einzunehmen, um eine Streuung der Bakterien im Körper zu verhindern. Drei Wochen später kam die Patientin strahlend in meine Praxis. Sie hatte keinen einzigen Migräneanfall erlitten, seit der tote Zahn und die Entzündung beseitigt waren. Wir freuten uns beide und ich wollte den Fall fast schon als geheilt ablegen, bat die Patientin aber dennoch, sich nach weiteren sechs Wochen nochmals zu melden, um auf der sicheren Seite zu sein. Denn ein Punkt machte mich stutzig. Sie hatte seit ihrer Kindheit Migräne. Der Zahnherd bestand aber mit Sicherheit nicht seit ihrer Kindheit. Es gab also wahrscheinlich noch mindestens eine weitere Ursache. Tatsächlich erzählte mir die Patientin nach den sechs Wochen, dass ihre Migräne nach über sieben Wochen Schmerzfreiheit seit einigen Tagen in alter Heftigkeit wieder zurückgekehrt sei.

Was war geschehen? Ich vermutete, dass gar nicht in erster Linie der tote Zahn die Migräne ausgelöst hatte. Aber was hatte dann die sieben migränefreien Wochen verursacht? Sollte es das Antibiotikum gewesen sein? Das würde bedeuten, dass die Migräne durch eine Infektion verursacht wurde, die vorübergehend durch das Antibiotikum eingedämmt worden war und danach wieder aufgeflammt war. Aufgrund der diffusen Gelenkbeschwerden ließ ich im Labor die CD-57-NK-Zellen, die bei Entzündungen durch Borrelien- und Chlamydieninfektionen stark reduziert sind, sowie die Antikörper gegen Borrelien bestimmen, obwohl die Patientin sich an keine Zeckenbisse oder Bremsenstiche in den letzten Jahren erinnern konnte. Borrelien sind dafür bekannt, dass sie sowohl Gelenkschmerzen, als auch Herzrhythmusstörungen und Migräne auslösen können. Tatsächlich waren die CD-57-Zellen stark reduziert. In einem der drei von mir durchgeführten Tests waren die Antikörper gegen Borrelien erhöht. Man muss hier wissen, dass sich nach Meinung einiger Kollegen chronische Borrelieninfektionen, warum auch immer, nicht notwendigerweise mit erhöhten Antikörpertitern äußern müssen und deshalb oft lange unerkannt bleiben. Ich war daher schon zufrieden, dass zwei Tests Hinweise auf eine Borrelieninfektion gegeben hatten. Eine Chlamydieninfektion schloss ich in einem weiteren Labortest aus. Wir behandelten die Patientin nach einem speziellen Therapieschema, das sie dauerhaft weiter anwendete. Dadurch wurden die Migräneanfälle immer seltener und kürzer.

Von Langzeit-Antibiotika-Gaben möchte ich allerdings ausdrücklich abraten. Die Idee, chronische, seit Jahrzehnten bestehende Borrelien-Infektionen noch mit Antibiotika ausrotten zu wollen, ist ziemlich illusorisch. Borrelien sind Verwandlungskünstler und können sich sowohl in den Zellen als auch in Biofilmen in Gelenken und im Nervensystem verstecken. Dort warten sie ab, bis das Antibiotikum wieder aus dem Körper ist. Ich kenne Fälle, in denen Patienten sich ihre Mitochondrien und ihre Gesundheit völlig ruinierten, weil sie jahrelang Antibiotika einnahmen, ohne die Borrelien damit ausrotten zu können. Es gibt allerdings Präparate, mit denen die Borrelien sich auf niedrigem Niveau halten lassen, so dass ein langfristiges Zusammenleben mit ihnen ohne größere

Beschwerden möglich ist. Zu diesem Thema habe ich in einem Seminar meines Kollegen Dr. Dietrich Klinghardt, der seit Jahrzehnten daran forscht, interessante Anregungen erhalten. Dies ist ein Beispiel dafür, wie durchaus auch Infektionen als Migräneauslöser in Frage kommen können. Wenn Antibiotika gegeben werden, was aber nur bei akuten, wenige Wochen zurückliegenden Infektionen oder als Test, ob damit beschwerdefreie Intervalle ausgelöst werden können, Sinn macht, ist es sehr wichtig, anschließend an die Antibiose noch mehrere Monate einen Wiederaufbau der zerstörten Darmflora durch eine Darmsanierung durchzuführen.

Fall 43: Offenes Foramen ovale

Ein 47-jähriger, etwas korpulenter, sehr wohlhabender russischer Geschäftsmann hatte mich nachhaltig damit beeindruckt, dass er einmal pro Woche zur Behandlung von Moskau zu mir nach Stuttgart flog. Er litt seit seinem 39. Lebensjahr an schweren Migräneanfällen mit Aura in Form von Übelkeit, Erbrechen, Lichtempfindlichkeit, Sprech- und Sehstörungen. Diese traten besonders nach körperlicher Anstrengung auf. Deswegen trieb er auch keinen Sport. Die Anfälle waren im letzten Jahr immer häufiger geworden. Zuletzt vier bis acht Attacken im Monat. Er fühlte sich oft ungewöhnlich müde, leistungsgemindert und nach kleineren Anstrengungen kurzatmig und erschöpft.

Die von mir durchgeführten Laboruntersuchungen waren unauffällig. Er hatte nicht einmal Nitrostress oder Vitamin-B12-Mangel, wie ich zunächst vermutet hatte. Er ernährte sich gesund, kohlenhydratarm und las Bücher über gesunde Ernährung. Aus osteopathischer Sicht, bestanden einige kleinere Dysfunktionen. Ihre Behandlung brachte aber keinerlei Besserung. Ich spritzte alle potentiellen neuraltherapeutischen Störfelder mit Lokalanästhetika an. Ohne zufriedenstellendes Ergebnis. Mir war klar, dass ich mich mit der Diagnose beeilen musste, allein schon wegen der langen Anreise des Patienten. Er würde sicherlich nicht zwanzigmal in meine Praxis kommen, wenn sich seine Symptome nicht verbesserten. Das gewaltige Vertrauen, das der Patient in mich setzte, wollte ich auf keinen Fall enttäuschen. Ich fühlte mich unter Erfolgsdruck.

Wo konnte die Ursache noch liegen? Weil er bei körperlicher Anstrengung so kurzatmig war, kam mir die Idee, ihm einen Pulsoximeter an einen Finger zu stecken. Damit maß ich die Sauerstoffsättigung des Blutes. Sein Blut war im Ruhezustand zu 97% mit Sauerstoff gesättigt. Dieser Wert war soweit gut, wenn man bedenkt, dass das Optimum bei 100% liegt. Nun wollte ich wissen, wie die Sauerstoffsättigung nach körperlicher Anstrengung aussah. Ich bat ihn, von meiner Praxis aus drei Treppen ins Parkhaus hinunterzugehen und dann die Treppen so schnell wie möglich wieder hoch zu rennen. Als er oben ankam, stand er völlig außer Atem und mit dunkelrotem Kopf vor mir. Ich steckte ihm erneut das Messgerät an den Finger. Interessanterweise war seine Sauerstoffsättigung auf 87% abgefallen. Damit hatte ich endlich einen Hinweis gefunden. Ich hörte sein Herz ab und vernahm, neben den normalen Herzgeräuschen, ein zusätzliches leises Geräusch. Ich schickte ihn, mit dem Verdacht auf ein offenes Foramen ovale, zu einem Kardiologen und bat um eine Farbdoppler-Echokardiographie, eine Ultraschalluntersuchung des Herzens. Tatsächlich bestätigte sich mein Verdacht. Sauerstoffarmes Blut wurde durch ein relativ großes Loch, zwischen den beiden Vorhöfen, vom rechten Vorhof, unter Umgehung der Lunge, in den linken Vorhof gepumpt, von wo es in die linke untere Herzkammer und die Hauptschlagader (Aorta) gelangte. Und von dort aus schließlich in Gehirn und Körper. Wenn das Foramen ovale geschlossen ist, wird von den linken Herzkammern, von der Lunge gefiltertes und mit Sauerstoff angereichertes Blut in Kopf und Körper gepumpt und sorgt so für eine gute Sauerstoffversorgung aller Zellen und damit für optimale Leistungsfähigkeit. Unser Hirnstamm, unser Reptiliengehirn aus Urzeiten, ist für die Steuerung lebensnotwendiger Funktionen im Körper zuständig und regelt die vegetativen Funktionen wie Atmung, Durchblutung, Kreislauf, Körpertemperatur und Verdauung. Nun haben wir im Hirnstamm eine Messinstanz, die äußerst sensibel mit messbarer neuronaler Hyperaktivität und verstärkter Durchblutung auf starke Schwankungen von Sauerstoff, Blutzucker, Flüssigkeit, Salzgehalt oder pH-Wert reagiert. Aber auch auf Giftstoffe. Diese Instanz wird auch Migränegenerator genannt. Es konnte nachgewiesen werden, dass dieser aktiviert wird, bevor es zu einer Aktivierung des Trigeminusnervs und der von ihm versorgten Blutgefäße sowie dem damit verbundenen Schmerzempfinden kommt.

Jetzt wird verständlich, warum bei meinem Patienten der Migränegenerator ansprang. Dem Patienten wurde, insbesondere bei Anstrengung, viel sauerstoffarmes Blut, möglicherweise auch noch mit Minithromben, die sonst durch die Lunge herausgefiltert werden, ins Gehirn gepumpt. Das Anspringen des Migränegenerators ist gewissermaßen ein Hilferuf des Hirnstamms nach mehr Sauerstoff.

Ich empfahl meinem Patienten, sich dringend mit einem minimalinvasiven Eingriff über einen Katheter das Foramen ovale mit einem kleinen Schirm verschließen zu lassen. Dazu ist keine Operation am offenen Herzen notwendig. Dieser Empfehlung begegnete der Patient mit Skepsis, wollte mich aber auf dem Laufenden halten. Fünf Monate hörte ich nichts mehr von ihm. Dann erhielt ich eine E-Mail aus Moskau. Er schrieb, dass er meinen Rat befolgt habe und sich das Loch bei einem der besten Herzchirurgen in Kalifornien habe verschließen lassen. Seitdem habe er viel Energie und seit vier Monaten keine Migräne mehr.

Nun kann man sich natürlich fragen, warum die Beschwerden bei diesem Patienten erst mit 37 Jahren aufgetreten sind. Das Loch war ja schon von Geburt an vorhanden. Meine Recherche ergab, dass in derartigen Fällen die Symptome häufig erst im 4. oder 5. Lebensjahrzehnt auftreten. Alterungsbedingte Veränderungen an Herz und Kreislauf verstärken die Problematik und vergrößern möglicherweise die Öffnung.

Fall 44: Weizen- und Roggenunverträglichkeit sowie nächtliche Unterzuckerung

Diesen sehr dramatischen Fall erzähle ich besonders gerne, wenn ich nach Beispielen für geheilte Migränepatienten gefragt werde. Er hat mich ganz besonders berührt. Ein 6-jähriges, sehr zierliches Mädchen kam mit seinen Eltern in meine Praxis. Ihre Nachbarin, die ich von ihrer Migräne befreien konnte, hatte empfohlen, bei mir einen Termin zur systematischen Ursachenanalyse zu vereinbaren. Ich fragte das Mädchen, dessen Alter ich auf vier Jahre schätzte, wie alt es wäre. Tatsächlich war das Kind sechs Jahre alt. Ich wollte mich schon entschuldigen, weil ich mit meiner Schätzung daneben lag. Doch ihre Mutter bestätigte, dass ihre Tochter für ihr Alter sehr klein war. Das läge wahrscheinlich daran, dass sie seit vier Jahren an etwa drei Tagen pro Woche Migräne hatte. Sie wachte dann nachts zwischen 3.00 Uhr und 4.00 Uhr mit heftiger Migräne auf, erbrach über mehrere Stunden hinweg mindestens alle zehn Minuten und hatte dabei oft Krampfanfälle mit Muskelsteife und blau verfärbten Händen. So konnte sie natürlich weder schnell wachsen noch zunehmen. Die Eltern waren völlig verzweifelt. Sie waren bereits bei so vielen Ärzten und Heilpraktikern gewesen. Aber leider ohne Erfolg.

Das Mädchen kam als Frühgeburt mit einer Hirnblutung auf die Welt. In der Anamnese war auffällig, dass die Migräneanfälle ausschließlich nachts auftraten, was oftmals auf Aktivierung des Migränegenerators im Hirnstamm durch Unterzuckerung zurückzuführen ist. Der Labortest auf Nahrungsmittelunverträglichkeiten zeigte stark erhöhte Werte. Sowohl im Gesamt-Ig-G als auch im Ig-G4 waren mehr als 300-fach erhöhte Titer gegen Weizen und Roggen festzustellen. Der Test auf Glutenunverträglichkeit war hingegen unauffällig. Ebenso die Gesamt-IgE. Im Urin war die Methylmalonsäure fast doppelt so hoch, wie sie hätte sein dürfen, was auf einen starken Vitamin-B12-Mangel in den Zellen schließen ließ. Ich verbesserte osteopathisch den venösen Blutabfluss aus dem Kopf durch Behandlung der Sinus venosi.

Ich empfahl dem Kind und den Eltern mehrere Maßnahmen. Das Mädchen sollte sich völlig glutenfrei ernähren, obwohl keine Gluten-Antikörper gefunden wurden. Einfach deshalb, weil Weizen und Roggen neben Dinkel und Gerste die wichtigsten glutenhaltigen Getreide sind und daher die Vermeidung von Gluten gleichzeitig die Vermeidung anderer Getreideproteine wie z. B. Weizenalbumine und Roggenalbumine bedeutet. Und gegen diese konnten Antikörper nachgewiesen werden. Jeden Abend kurz vor dem Schlafengehen sollte sie noch ein fettes Spätstück wie z. B. ein Ei oder eine dünne Scheibe glutenfreies Vollkornbrot mit dick Butter und einer Scheibe Räucherlachs essen. Damit kann der Blutzuckerspiegel nachts stabil gehalten werden und der Migränegenerator wird nicht durch Unterzuckerung aktiviert. Ergänzend empfahl ich täglich eine Kapsel mit 500 Mikrogramm Vitamin B12, 10mg Vitamin B6, 900 Mikrogramm Folsäure und 1000 Mikrogramm Biotin einzunehmen. In Eigenversuchen konnte ich feststellen, dass in dieser Kombination der Vitamin-B12-Spiegel in den Zellen schneller und stärker ansteigt als bei Verabreichung der doppelten Dosis von Vitamin B12 ohne Zugabe der drei anderen Vitamine. Die Bioverfügbarkeit scheint in dieser Form besser zu sein.

Die Familie fuhr danach für vier Wochen in Urlaub. Als sie zurückkamen, strahlten sie alle. Das Mädchen hatte in den letzten vier Wochen nur einen einzigen kurzen Migräneanfall. Und der trat auf, nachdem sie vor drei Tagen ohne ihr Spätstück eingeschlafen war. Ich begleitete die Familie noch ein paar Monate. Anfangs gab es gelegentlich noch kleinere Anfälle, wenn aus Unkenntnis Ernährungsfehler begangen wurden. So trat z. B. ein Migräneanfall auf, nachdem das Kind Fruchtgummis, die Gerstenextrakt enthielten, gegessen hatte. Nach und nach gewöhnte sich die Familie daran, so gut wie keine Fertigprodukte und keine glutenhaltigen Getreideprodukte mehr zu kaufen und alle Inhaltstoffe genau zu prüfen. Die Kleine entwickelte sich prächtig, war kaum noch wiederzuerkennen, war viel fröhlicher und hatte keine Migräneanfälle mehr.

Ich empfehle allen Migränetherapeuten, sich nicht damit zufrieden zu geben, wenn keine Antikörper gegen Gluten im Stuhl oder im

Blut gefunden wurden. Das kann auf eine völlig falsche Spur führen. Der Allergoscreen-Test auf Weizen- und Roggen-Albumin-Intoleranz ist meiner Erfahrung nach weitaus häufiger positiv und die Konsequenz ist die Gleiche: totale Vermeidung glutenhaltiger Getreide. Man kann natürlich auch ohne Labordiagnostik testweise einen vier- bis sechswöchigen Gluten-Getreide-Auslassversuch machen, wenn man ausreichend motiviert ist.

KAPITEL 3

DIE SYSTEMATISCHE DECODIERUNG DER MIGRÄNE IN VIER SCHRITTEN

Um die Ursachen einer Migräne zu entlarven, begeben wir uns systematisch auf Spurensuche. In vier analytischen Schritten sammeln wir Indizien und Beweise und fügen diese einem Puzzle gleich zum individuellen Migräneprofil des Patienten zusammen. Zu dieser Ermittlungsarbeit gehören die Migräneanamnese, die Laboranalysen, die osteopathische Untersuchung und die neuraltherapeutische Testung. Wir nehmen die vier Schritte in diesem Kapitel genauer unter die Lupe.

Schritt 1: Ausführliche Migräneanamnese

In der ausführlichen Migräneanamnese ermitteln wir durch ***gezielte Fragen*** die Vorgeschichte und das Umfeld des Patienten. Wir sammeln Hinweise auf mögliche Zusammenhänge mit der Migräne.

Erstmaliges Auftreten, Alter und Umstände?
Interessant ist hier, ob das Auftreten der Migräne in zeitlichem Zusammenhang mit Unfällen, Stürzen, der Pubertät, einem Ortswechsel, Operationen, Konflikten, einem Arbeitsplatzwechsel o.ä. steht. Wir fragen auch nach Leistungsminderung und unangemessener Erschöpfung seit dem Auftreten der Migräne.

Gibt es eine familiäre Migränehäufung?
Migräne hat oft auch eine genetische Komponente, die dafür sorgt, dass ein Teil des Ursachen-Fasses von Haus aus bereits voll ist. Zu

dieser Komponente gesellen sich weitere Komponenten, die das Fass schließlich schneller zum Überlaufen bringen, als wenn es zu Anfang leer gewesen wäre. Die genetische Komponente kann sich zum Beispiel in einer erhöhten Nervenreizbarkeit auf Grund einer ererbten Mitochondropathie, einer Kohlenhydratintoleranz, einem Enzymmangel oder einer anatomischen Besonderheit ausdrücken.

Schleudertrauma, Unfälle, Vollnarkosen, Instabile Halswirbelsäule?
Hier klären wir, ob es Ereignisse mit Überdehnung der Halswirbelsäule und Irritation des Rückenmarks durch den 1. Halswirbel gab. Dies hat Bedeutung für die osteopathische Behandlung und für die Frage, ob Nitrostress und damit u. a. Vitamin-B12-Mangel und eventuell weitere Mikronährstoffmängel vorliegen.

Leidet der Patient öfter unter einer verstopften Nase?
Eine oft, insbesondere nachts, verstopfte Nase spricht für Nitrostress und/oder verstärkte Histaminausschüttung. Stickstoffmonoxid und Histamin führen zu Gefäßerweiterungen und damit zu verstärkter Durchblutung und Schleimhautschwellungen.

Wird „die Pille" oder ein anderes Hormonpräparat eingenommen?
Künstliche Hormonpräparate wie „die Pille", Hormonspiralen oder Hormonringe sind ein häufiger Grund für die Aufrechterhaltung von Migräne und ein häufiges Therapiehindernis. Sie sind sehr beliebt und nur wenige Menschen machen sich Gedanken über die gesundheitlichen Folgen. Es sollte bekannt sein, dass jeder Eingriff ins Hormonsystem eine ganze Kaskade anderer hormoneller Reaktionen auslöst. Insbesondere, wenn der Eingriff mit künstlichen, formelveränderten, hormonähnlichen Chemikalien wie wir sie in der „Pille" vorfinden, erfolgt. Einige dieser Reaktionen sind sehr unerwünscht und wir überblicken diese zunächst gar nicht. Überflutet eine Frau ihren Körper mit künstlichen Hormonen, streut sie damit so viel Sand ins Getriebe ihres Körpers, dass es selbst darauf spezialisierten Ärzten schwerfällt, Ordnung ins Chaos der Hormone und Symptome zu bringen. Diese künstlichen Hormonpräparate abzusetzen, kann ein wichtiger Schritt zur Migräneheilung sein. Ich empfehle stattdessen die Kupferspirale oder eine natürliche Verhütungsmethode.

Welche Medikamente werden eingenommen?

Manche Medikamente wie z. B. Cholesterinsenker (Statine), Antidepressiva, manche Diabetesmedikamente und einige Blutdrucksenker schädigen die Mitochondrien und verursachen somit Mikronährstoffmängel, Sauerstoffmangel und Energiemangel in den Körperzellen. Das wiederum kann eine Migräne begünstigen. Manche Migränemedikamente, wie Triptane, die zu Beginn eines Anfalls oft sehr gut wirken, führen bei häufigem Gebrauch dazu, dass die Migräneanfälle mit der Zeit an Häufigkeit zunehmen. Andere Medikamente schädigen langfristig Nieren, Leber oder Magen. Experten schätzen, dass bei mindestens 25% der dialysepflichtigen Patienten jahrelanger Schmerzmittelgebrauch die Nieren soweit geschädigt hat, dass sie ohne Dialyse sterben würden.

Bestehen chronische Entzündungen der Nebenhöhlen, der Mandeln, der Galle, des Magens, des Darms?

Chronische Entzündungen wirken oft als Störfelder, die Migräne auslösen können.

Entzündungen im Bereich der Nebenhöhlen können den Trigeminusnerv irritieren. Entzündungen der Mandeln irritieren das oberste Halsganglion (Ganglion Cervicale Superior). Entzündungen des Verdauungstraktes können über Phrenicus- und Vagus-Nerv die Nerven und Ganglien der Halswirbelsäule irritieren.

Wie ist der Stuhlgang?

Chronische Verstopfung, chronische Durchfälle oder Blähungen ermöglichen oft Rückschlüsse auf Fäulnisprozesse mit Histaminbildung im Darm, Störungen der Darmflora, auf Unterfunktion der Bauchspeicheldrüse, Nahrungsmittelunverträglichkeiten, Pilzbefall, Darmentzündungen etc. Diese Symptome müssen im Labor weiter abgeklärt werden.

Wann und warum wurden zuletzt Antibiotika eingenommen?

Patienten mit häufigem Antibiotikagebrauch leiden grundsätzlich auch an einer gestörten Darmflora und möglicherweise an chronisch vor sich hin schwelenden Entzündungsprozessen im

Darm. Dies muss unbedingt durch einen Stuhltest untersucht werden und mit einer Darmsanierung gezielt behandelt werden.

Weisheitszähne, Zahnherde, Amalgam/Gold/Kunststoff im Mund, Titanimplantate?
Hier gilt es zu erfragen, ob der Patient impaktierte Weisheitszähne hat, die möglicherweise gegen andere Zähne drücken. Oder aber tote, wurzelgefüllte oder wurzelresezierte Zähne, die langsam vor sich hin faulen und nervenirritierende Leichengifte freisetzen. Amalgam-Plomben können zu schleichender Quecksilbervergiftung und oxidativem Stress führen. Die Anwesenheit mehrerer Metalle wie Gold und Quecksilber führen möglicherweise zu elektrischen Phänomenen im Mund. Kunststoffverbindungen in Zahnfüllungen können allergische Reaktionen des Körpers auslösen. In manchen Fällen bestehen bei Patienten Unverträglichkeiten gegen Titanimplantate.

Narben von Operationen oder Unfällen?
Jede Narbe, und wenn sie noch so klein ist, stellt ein potentielles Störfeld dar, das eine Migräne auslösen oder unterhalten kann. Sie muss unbedingt neuraltherapeutisch durch Unterspritzen mit einem Lokalanästhetikum entstört werden.

Nahrungsmittelunverträglichkeiten, Allergien, Histaminintoleranz, Glutenunverträglichkeit, Glutamatunverträglichkeit, Rotweinintoleranz?
Wenn der Patient hierzu keine Angaben machen kann, sollte man unbedingt durch Laboranalysen abklären, ob Nahrungsmittelunverträglichkeiten, eine Histaminintoleranz oder eine Glutenintoleranz vorliegen. Die Patienten gehen fälschlicherweise davon aus, dass sie Nahrungsmittel, die keine Durchfälle oder Blähungen auslösen, problemlos vertragen. Ich habe oft erlebt, dass dies ein Irrtum ist. Eine Nahrungsmittelunverträglichkeit kann sich einfach nur in Kopfschmerz oder Migräne oder Müdigkeit manifestieren, ohne irgendwelche Verdauungssymptome. Zusätzlich sollte man fragen, ob Geschmacksverstärker wie Glutamat, das z. B. meist in chinesischem Essen und Fast-Food enthalten ist, Migräne auslöst.

Die Frage, ob Rotwein Migräne auslöst, ist aufschlussreich, weil Rotwein sehr histaminhaltig ist. Patienten, bei denen Rotwein Migräne auslöst, haben ziemlich sicher eine Histaminintoleranz und sollten insgesamt darauf achten, sich histaminarm zu ernähren. Wenn es sich nicht vermeiden lässt, etwas Histaminhaltiges zu essen, sollten sie 1-2 Kapseln des histaminabbauenden Enzyms Diaminoxidase dazu einnehmen. Ein interessantes Experiment ist an dieser Stelle, den Patienten, die auf Rotwein mit Migräne reagieren, vorzuschlagen, eine Stunde vor dem Weinkonsum testweise ein Antihistaminikum einzunehmen. Stellt sich dann die zu erwartende Migräne nicht ein, ist die Histaminabhängigkeit der Migräne klar bewiesen.

Ernährungsgewohnheiten, erste und letzte Mahlzeit?
Diese Frage gibt wertvolle Hinweise darauf, ob eine Kohlenhydratunverträglichkeit vorliegt. Es ist wichtig zu wissen, um wieviel Uhr in der Regel die einzelnen Mahlzeiten eingenommen werden und was gegessen wird. Zeigt sich hier zum Beispiel, dass der Patient zu allen Mahlzeiten hauptsächlich Kohlenhydrate und wenig Fett und Protein isst und/oder er isst die letzte Mahlzeit gegen 18.00 Uhr mit viel Kohlenhydraten und wenig Fett und wacht dann morgens um 6.00 Uhr mit Migräne auf, so ist dies ein Hinweis auf Kohlenhydratunverträglichkeit. Diesen Menschen kann man oft schon nach der ersten Sitzung deutliche Erleichterung verschaffen, wenn man ihnen eine fettreichere, kohlenhydratärmere, insbesondere zucker- und getreidearme Ernährung, mit ausreichend guten, natürlichen Fetten, das heißt keine industriell hergestellten Transfette, und ein fettes Spätstück vor dem Schlafengehen empfiehlt. Fette brennen lange und halten den Blutzuckerspiegel lange stabil. Sie sind sozusagen die langen brennenden Briketts im Ofen. Kohlenhydrate hingegen lassen den Blutzuckerspiegel ständig hoch und runter schwanken, sind also eher wie eine Hand voll Stroh im Feuer. Bei übergewichtigen Migränepatienten kann man meist davon ausgehen, dass eine kohlenhydratreiche Ernährung bei gleichzeitiger Kohlenhydratintoleranz einen großen Anteil im Fass der Migräneursachen ausmacht.

Tritt die Migräne in zeitlichem Zusammenhang zum Essen auf?
Dies würde z. B. Hinweise auf Nahrungsmittelunverträglichkeiten oder ein Ungleichgewicht der Darmflora geben.

Heißhungerattacken auf Süßigkeiten?
Diese sind ein Hinweis auf starke Blutzuckerschwankungen und Kohlenhydratunverträglichkeit.

Wie oft traten die Migräneattacken in letzter Zeit auf?
Mit dieser Frage lassen sich sowohl der momentane Leidensdruck als auch der Behandlungserfolg nach einigen Wochen messen.

Gibt es einen zeitlichen Zusammenhang mit dem Menstruationszyklus? Ist der Zyklus regelmäßig und immer gleich lang oder eher chaotisch und unvorhersehbar?
Wenn es einen zeitlichen Zusammenhang zum Zyklus gibt, so liegt eine hormonelle Beteiligung nahe und die Hormonspiegel, insbesondere von Östradiol und Progesteron müssen bestimmt werden. Am besten geschieht das in der 2. Zyklushälfte um den 20.Tag. Falls der Zyklus unregelmäßig und von wechselnder Länge ist, so ist dies ein klares Zeichen dafür, dass es nicht gelingen wird, die Migräne zu beseitigen, solange das Chaos im Hormonsystem nicht beseitigt ist. Hier ist Detektivarbeit und Fein-Tuning gefragt. Wie man dabei am besten vorgeht um das komplexe Hormonsystem wieder ins Gleichgewicht zu bringen, ist ein wichtiger Baustein meiner Seminare.

Schwangerschaften und Geburten?
Es ist wichtig zu erfahren, ob Schwangerschaften in der Vergangenheit Migräneentstehung, Migränehäufigkeit oder Migräneintensität beeinflusst haben.

Begann die Migräne erstmals nach einer Schwangerschaft, so ist dies ein Hinweis auf Störfelder im gynäkologischen Raum, z. B. Dammschnittnarben, Kaiserschnittnarben etc. Diese müssen neuraltherapeutisch entstört werden. Trat in der Schwangerschaft keine Migräne auf oder war sie wesentlich schwächer, so ist dies wahrscheinlich darauf zurückzuführen, dass sowohl der Progesteronspiegel als auch der Spiegel des histaminabbauenden Enzyms Diaminoxidase in der Schwangerschaft generell um ein vielfaches höher sind.

Ausstrahlungsmuster und betroffene Kopfseite?

Diese Frage ist interessant für die Ursachenerforschung, da sich aus der Antwort ergibt, ob es sich um eine einseitige Reizung des Trigeminusnervs handelt oder nicht. Finden zum Beispiel alle Migräneattacken immer nur in der rechten Kopfhälfte statt, so ist es wahrscheinlich, dass eine mechanische oder chemische Reizung auf der betroffenen Seite vorliegt. Hier muss man zum Beispiel nach Zahnstörfeldern auf der besagten Seite suchen und, sehr wichtig, die Stellung des 1. Halswirbels (Atlas) prüfen. Ist dieser beispielswiese nach einem Unfall oder einer Operation mit Vollnarkose und Intubation nach links verschoben, so kann es sein, dass Rückenmark und Halsnerven durch den rechten hinteren Bogen des ersten Halswirbels ständig auf der rechten Seite irritiert werden. Da die Halsnerven (Zervikalnerven) in sehr enger Verbindung mit dem Trigeminusnerv stehen, wird dieser Nerv also auf der rechten Seite ständig gereizt und es entstehen Migräneattacken in der rechten Kopfhälfte.

Welche Behandlungsversuche gab es bisher und welche Medikamente wurden eingenommen?

Wir müssen in Erfahrung bringen, welche Medikamente vom Patienten gegen Migräne eingenommen werden und welche dem Patienten helfen. Unter Umständen kann eine Medikamentenabhängigkeit vorliegen. Auch das gilt es herauszufinden. Wir erfragen, welchen Behandlungen sich der Patient bereits unterzogen hat und ob dabei alternative Therapieverfahren zum Einsatz kamen.

Liegen sonstige Erkrankungen vor?

Wir blicken auf Erkrankungen der Schilddrüse, der Leber und des Magens. Magenschmerzen können zum Beispiel auf Helico-Bakterien hinweisen. Ein Foramen ovale im Herz kann ebenfalls Ursache einer Migräne sein. Bronchialasthma kann Nitrostress auslösen und damit eine Migräne. Autoimmunerkrankungen, wie Hashimoto-Schilddrüsenentzündung, Diabetes oder Multiple Sklerose stehen nicht selten in Zusammenhang mit Migräne. Sehr viele Migränepatienten, insbesondere Migränepatientinnen, leiden an einer Schilddrüsenunterfunktion, meistens auf Grund einer autoimmunen Schilddrüsenentzündung vom Typ Hashimoto (Hashimoto-Thyreoditis). Diese muss bei der Migränebehandlung mit all ihren Facetten und Besonderheiten berücksichtigt werden, da sonst der Misserfolg vorprogrammiert ist. Eine kohlenhydratarme und glutenfreie Ernährung ist hier auf jeden Fall angesagt. Viele Patienten wissen nicht, dass sie an dieser Erkrankung leiden. Es ist deshalb sehr wichtig, dies durch Laboranalysen abzuklären. Sehr häufig ist Nitrostress die Ursache für diese Autoimmunerkrankung. Im Labor muss die Ursache unbedingt abgeklärt werden, denn nur so kann auch ursächlich behandelt werden. Wenn diese Zusammenhänge nicht durchschaut werden, werden dem Patienten oft Schilddrüsenhormone verordnet, obwohl die Ursache für seine Erkrankung eine ganz andere ist.

Liegen wandernde Gelenkschmerzen oder Herzrhythmusstörungen vor?
Wenn ja, ist an eine Borreliose oder eine Chlamydien-Infektion zu denken. Beide können, meiner Erfahrung nach, auch Migräne hervorrufen.

Ist der Schlafraum dunkel? Wie ist die Schlaflage? Wird der Schlaf als erholsam empfunden?
Es ist nachgewiesen, dass schon ein kleines Lämpchen, das nachts im Schlafzimmer brennt, zu einer stark verminderten Ausschüttung des Schlafhormons Melatonin führt und somit zu einer Verschlechterung der Schlafqualität. Ein schlechter, nicht erholsamer Schlaf begünstigt die Nervenreizbarkeit und damit potentiell eine Migräne. Schlafen in Bauchlage hat sich für Migränepatienten als ungünstig erwiesen. Bei Problemen im Bereich der oberen Halswirbelsäule kann durch die Kopfdrehung in Bauchlage ein Migräneanfall auslöst werden.

Wie ist die Trinkmenge, wie sind die Trinkgewohnheiten?
Der Körper benötigt etwa dreißig bis vierzig Milliliter Flüssigkeit pro Kilogramm Körpergewicht pro Tag, um optimal funktionieren

zu können und Stoffwechselabfallprodukte aus dem Gewebe gut ausschwemmen zu können. Bei einem Gewicht von sechzig Kilogramm sind dies also 1,8 bis 2,4 Liter. Allerdings sollten auch Schwergewichtige bei normaler Aktivität drei Liter pro Tag nicht wesentlich überschreiten, da sonst zu viele Mineralien über die Nieren ausgeschwemmt werden. Im Hirnstamm des Menschen gibt es eine lebenswichtige Kontrollinstanz, die Flüssigkeit, Sauerstoff und Blutzucker misst. Fällt einer dieser drei Messwerte zu stark ab, so wird Alarm ausgelöst. Das heißt Nerven werden gereizt und in diesem Fall, die ebenfalls im Hirnstamm liegenden Ursprungskerne des Trigeminusnervs. Diese Reizung bringt die bekannte Kaskade des Migräneanfalls in Gang.

Wird Sport getrieben und wie wirkt sich das aus?
Es ist aufschlussreich zu erfahren, ob nach dem Sport oft Migräneattacken auftreten, was ein Hinweis auf eine instabile HWS und/oder Nitrostress sein kann. Oder ob auf der anderen Seite Sport eher gut tut, das heißt Verspannungen gelöst und Sauerstoffmangel beseitigt werden. Wir erhalten Auskunft darüber, welche Sportarten ausgeübt werden und, ob es für den Kopfschmerz einen Unterschied macht, welche Sportart ausgeübt wird.

Welcher Beruf wird ausgeübt?
Manche Berufe begünstigen durch Sauerstoffmangel, Rauch, Lösungsmittel, Zwangshaltungen oder Stress Kopfschmerzen.

Schritt 2: Laboranalysen

Dieser Schritt wird bei der Ermittlung der Ursachen einer Migräne leider oft ausgelassen oder unterschätzt. Auf der Fährte der Migräne ist es aber sehr hilfreich, ihn zu machen. In der Regel führe ich zunächst nur die allerwichtigsten Analysen durch, insbesondere wenn die finanziellen Möglichkeiten der Patienten begrenzt sind. Lassen diese ersten Resultate bereits einen wegweisenden Verdacht zu, empfehle ich weitere Analysen durchzuführen.

Zu den wichtigsten Analysen in der Migräneursachenforschung zähle ich die folgenden vier Untersuchungen:

1. ***Ein Prä-Screen-Test auf die wichtigsten Nahrungsmittelallergen-Pools***
Dieser Test ist kostengünstig und oft wegweisend. Ist das Testergebnis unauffällig, heißt das, dass die Darmschleimhautbarriere relativ intakt ist und wahrscheinlich keine Nahrungsmittelintoleranzen vorliegen. Der Test zeigt sechs mögliche Stufen der Nahrungsmittelintoleranz an. Stufe sechs zeigt die stärkste Unverträglichkeit an. Die Antikörper sind auf dieser Stufe gegen den getesteten Nahrungsmittel-Pool mehr als dreihundertfach erhöht. Sollte einer der getesteten Pools auf Stufe drei bis sechs stehen, empfehle ich, je nach Fall, entweder eine Aufschlüsselung des vier Einzelallergene (z. B. Milch, Kasein, Hefe, Ei) umfassenden Pools. Oder alternativ einen Allergo-Screen-Basic-Test, bei dem auf die 88 wichtigsten Einzelallergene getestet wird. Die Allergene, gegen die der Körper mindestens mit Stufe vier reagiert, sollten lange Zeit komplett vermieden werden, sofern dies möglich ist. Sind fast alle Nahrungsmittel auf den Stufen vier bis sechs, heißt dies, dass eine schwere Störung der Darmschleimhautbarriere vorliegt. In diesem Fall empfehle ich zunächst, alle glutenhaltigen Getreideprodukte und alle Milchprodukte aus dem Speiseplan zu streichen und einen Darmcheck aus dem Stuhl durchzuführen. Der Darmcheck zeigt den Zustand und die Durchlässigkeit der Darmschleimhaut sowie den Zustand der Darmflora an. Er gibt Hinweise auf Entzündungen, auf eine exokrine Bauspeicheldrüsenunterfunktion

(Mangel an dem Enzym Pankreaselastase) und auf einen eventuellen Pilzbefall. Lebensmittel auf Stufe drei sollten nicht öfter als zweimal wöchentlich gegessen werden. Falls es sich dabei um Milch oder Weizen handelt, sollte man sie auf dieser Stufe sogar ganz aus dem Speiseplan streichen. Lebensmittel auf den Stufen null bis zwei können in der Regel uneingeschränkt verzehrt werden. Es ist jedoch Vorsicht geboten, denn dieser Test zeigt nur an, ob Antikörper gegen Nahrungsmittelproteine vorliegen, nicht aber, ob eine Intoleranz gegen Milchzucker (Laktoseintoleranz), gegen Fruchtzucker (Fruktoseintoleranz), gegen Sorbitol oder eine Histaminintoleranz vorliegen. Diese IgG-Tests sind, wie es Prof. Ledochowski in seinem sehr empfehlenswerten Buch „Wegweiser Nahrungsmittelunverträglichkeiten" treffend formuliert, wissenschaftlich von der Methodik her unbestritten. Von der Relevanz der Ergebnisse her aber umstritten. Die Kritiker der Methode ziehen sich auf die Position zurück, es sei normal, dass der Körper Antikörper gegen Nahrungsmittel erzeuge und dass man daraus keine Schlüsse ziehen könne. In meiner Praxis und in der vieler Kollegen hat sich jedoch vielfach erwiesen, dass man durch diesen Test, insbesondere wenn er in den Bereichen Getreide- oder Milchprodukte stark positiv ausfällt, sehr vielen Menschen helfen kann, ihre chronischen Kopfschmerzen, ihre Migräne, ihre chronische Müdigkeit und ihre chronischen Verdauungsbeschwerden loszuwerden. Große Mengen an Antikörpern gegen Lebensmittelantigene zeigen, dass ein Ungleichgewicht zwischen Faktoren, die das Immunsystem unterdrücken und solchen, die es aktivieren, vorliegt. Es entstehen zunehmend Intoleranzen gegen Lebensmittel, die bisher problemlos vertragen wurden. Der Körper wird mit IgG- und IgE-Antikörpern geradezu überschwemmt. Die Folge sind chronische Entzündungsreaktionen, zunächst im Dünndarm, z. B. in Form von Reizdarm und Morbus Crohn, später auch in anderen Körperregionen. Im Bereich der Atemwege, z. B. in Form von Asthma und chronischen Nebenhöhlenentzündungen, im Nervensystem, z. B. in Form von Migräne, chronischen Kopfschmerzen, autoimmunen Erkrankungen und chronischer Müdigkeit. Bei Nahrungsmittelintoleranzen ist es daher wichtig, die Überflutung mit Antikörpern und Entzündungsmediatoren zu stoppen. Man muss die Nahrungsmittel, gegen die hohe Antikörpertiter vorliegen, für mindestens ein Jahr strikt meiden. Werden gegen sehr viele oder fast alle Nahrungsmittel hohe Antikörpertiter nachgewiesen, spricht das für eine stark erhöhte Durchlässigkeit der Darmschleimhaut. Man sollte daraufhin eine Stuhluntersuchung, eventuell mit anschließender Darmsanierung, durchführen. Man kann in diesem Fall meist nicht alle Nahrungsmittel mit hohen Titern vermeiden, weil sonst kaum noch Nahrungsmittel übrig bleiben. Aus diesem Grund sollte man begleitend zur Darmsanierung zumindest die Hauptallergene, als da wären glutenhaltige Getreide (Weizen, Dinkel, Roggen, Gerste) und Milchprodukte, außer Butter, die hauptsächlich aus Milchfett besteht, strikt vermeiden. Darmsanierungen ohne diesen Verzicht sind leider oft wenig erfolgreich und enttäuschen bei einer Nachtestung durch Stuhluntersuchung.

2. Ein Diaminoxidase (DAO)-Test aus dem Serum

Dieser Test zeigt an, wie viel DAO der Körper aufbringen kann, um histaminhaltige Nahrungsmittel zu verdauen. Je älter Nahrungsmittel werden, desto mehr Histamin setzen sie frei. Dieser Test ist eindeutig positiv, wenn der DAO-Wert unter 10 liegt. Werte zwischen 10 bis 20 sind grenzwertig. Histamin ist zwar ein wichtiger Botenstoff und ein wichtiges Gewebehormon, aber auch ein Abbauprodukt bei der Zersetzung von Eiweißen. Käse, Wurst, Sauerkraut, Rotwein etc. sind z. B. wahre Histaminbomben. Wird nun der Körper durch entsprechende Nahrungsmittel mit Histamin überschwemmt und hat er zu wenig von dem histaminabbauenden Enzym DAO zur Verfügung, so kann dies zu Gefäßveränderungen und Nervenreizungen im Körper, insbesondere im Gehirn und im Darm führen, die dann auf verschiedenen Wegen den Migräneanfall auslösen können. Ist der Diaminoxidasewert auch in Ordnung, kann man nicht automatisch darauf schließen, dass keine Histaminunverträglichkeit vorliegt. So habe ich erlebt, dass beim Konsum von Rotwein, trotz eines Diaminoxidasewertes von 56 U/ml, Migräneattacken ausgelöst wurden, die sich dann aber im Wiederholungsexperiment vermeiden ließen, wenn ein Antihistaminikum eine Stunde vor dem Weinkonsum verabreicht wurde.

Ein Nitrostress-Test aus dem Urin und aus dem Serum 3.

Diese Tests zeigen an, ob im Körper in erhöhtem Maße Stickstoffmonoxid (NO) produziert wird und, ob dies zu einem Vitamin-B12-Mangel in den Zellen geführt hat. Getestet wird im Urin auf Citrullin und Nitrophenylessigsäure, die, wenn sie erhöht sind, Nitrostress nachweisen. Erhöhte Werte der Methylmalonsäure zeigen einen intrazellulären Vitamin-B12-Mangel an. Im Blut testen wir auf Nitrotyrosin. Ist einer dieser Parameter auch nur leicht erhöht oder grenzwertig, spricht dies dafür, dass eine erhöhte Stickstoffmonoxid-Belastung und meist auch daraus folgend ein Vitamin-B12-Mangel vorliegen (Details dazu finden Sie im Kapitel Nitrostress). Ist einer der Nitrostresswerte erhöht, hat sich gezeigt, dass es außer Vitamin B12 meist auch an anderen Mikronährstoffen mangelt, die in erhöhtem Maße in den Mitochondrien aller Zellen verbraucht werden. Es empfiehlt sich demnach, auch ein Mikronährstoffprofil zu erstellen, das zumindest Kalium, Magnesium, Zink, Selen, Kupfer und Vitamin B6 sowie Vitamin D enthält. Eine Vitamin-B12-Bestimmung im Serum ist wenig sinnvoll, da Vitamin B12 an Trägerproteine gebunden ist, die beide mitgemessen werden. Man kann deshalb davon ausgehen, dass nur etwa 20% des im Blut gemessenen Vitamin B12 biologisch auch verfügbar ist (Literaturempfehlung 12). Alternativ oder ergänzend kann bei Nichtrauchern auch eine Atemgas-Analyse auf Stickstoffmonoxid durchgeführt werden.

Ein Hormontest aus dem Blut und eventuell zusätzlich aus dem Speichel, zumindest auf Östradiol und Progesteron 4.

Diese beiden Hormone sollten bei Frauen zwischen dem 19. und dem 21. Zyklustag abgenommen werden, da sie sonst zu starken Schwankungen unterliegen. Oftmals zeigen sich hier eine Östradioldominanz und ein relativer oder absoluter Progesteronmangel. Dieser lässt sich mit bioidentischem Progesteron aus Yamswurzelextrakt ausgleichen (Literaturempfehlung 23 und 24). Es gibt übrigens zwei Gründe dafür, dass viele Migränepatientinnen während der letzten zwei Drittel ihrer Schwangerschaft keine Migräneanfälle haben. In dieser Zeit ist der Progesteronspiegel um ein Vielfaches höher. Der Spiegel des histaminabbauenden Enzyms Diaminoxidose ist ebenfalls um ein Vielfaches höher, als vor oder nach der Schwangerschaft.

Diese vier genannten Analysen halte ich, wie bereits erwähnt, in der Migräneursachenforschung für die allernotwendigsten und ich versuche sie möglichst bei jedem Migränepatienten durchzuführen.

Sollten sich aus der Anamnese oder dem Labor Hinweise auf eine Schilddrüsenunterfunktion ergeben, wie etwa ständige Müdigkeit und Abgeschlagenheit, starke Kälteempfindlichkeit, meist feuchte und kalte Hände, Gewichtszunahme sowie Depressive Verstimmung, ist es extrem wichtig, nicht nur das Hypophysenhormon THS zu testen, wie oft aus Kostengründen, sondern auch FT3, FT4 und reverse-T3. Reverse-T3 ist eine inaktive Form von T3 die den T3-Spiegel normal erscheinen lässt, obwohl der Körper es nicht als T3 nutzen kann. Falls sich dort Anzeichen für eine Unterfunktion ergeben, müssen auch die Schilddrüsen-Antikörper MAK, TAK und TRAK getestet werden. Sind diese erhöht, handelt es sich um eine autoimmune Erkrankung, die mit der Zerstörung der Schilddrüse einhergeht und die Hashimoto-Thyroiditis (Schilddrüsenentzündung) genannt wird. Es gibt sieben verschiedene Schilddrüsenunterfunktionen, von denen nur eine bis zwei sinnvollerweise mit Schilddrüsenhormonen behandelt werden sollten, um Langzeitschäden zu verhindern (Literaturempfehlung 8). Wenn eine Hashimoto-Thyroiditis vorliegt, lässt sich in den meisten Fällen auch Nitrostress und Histaminintoleranz nachweisen. Weil Nitrostress die anderen beiden Phänomene verursachen kann, wie Dr. Kuklinski nachgewiesen hat.

Je nach dem, wie die Anamnese bei einem Patienten ausfällt, mache ich nach Bedarf weitere Analysen:

CRP (C-reaktives Protein): Dieses Protein zeigt an, ob Entzündungen vorliegen.

Homocystein: Homocystein ist eine Aminosäure. Es gibt Hinweise, dass sich die Zahl der Migräneanfälle deutlich reduziert, wenn es gelingt den Homocysteinspiegel im Blut auf unter 10 zu senken. Dies gelingt oft durch hochdosierte Gabe von Folsäure, Vitamin B6 und Vitamin B12

HbA1c (HämoglobinA1c): Mit dieser Analyse lässt sich die langfristige Blutzuckereinstellung überprüfen.

Nüchternblutzucker nach mindestens achtstündigem Fasten: Werte, die über 100mg/dl liegen, weisen auf Insulinresistenz und Diabetes hin.

Nüchterninsulin: Ein erhöhter Wert zeigt an, dass die Bauchspeicheldrüse überlastet ist. Sie arbeitet auf Hochtouren, um mit dem erhöhten Kohlenhydratangebot fertigzuwerden. Der Nüchterninsulin-Spiegel ist ein Frühwarnwert um Diabetes zuvorzukommen und seine Ernährung auf kohlenhydratarm und fettreich umzustellen.

Großes Blutbild: Hier ist besonders interessant zu untersuchen, ob eine Anämie vorliegt, die zu verminderter Sauerstoffversorgung führen kann und ob eine Eosinophilie vorliegt. Eosinophile sind eine Art weißer Blutkörperchen. Treten sie in zu großer Zahl im Blut auf, bezeichnet man das als Eosinophilie. Bei Eosinophilie wird viel Nitrostress und auch oxidativer Stress erzeugt. Dieses Phänomen entsteht z. B. bei Asthma, Allergien, chronischen Darmerkrankungen, Nasenpolypen und verschiedenen anderen chronischen Erkrankungen, die gut durch Mitochondrientherapie nach Dr. Kuklinski behandelbar sind.

Vitamin D-Test: Diesen Test führt man bei Patienten durch, die zu wenig der Sonne ausgesetzt sind oder nur mit Sonnencreme mit hohem Lichtschutzfaktor in die Sonne gehen. Ab Schutzfaktor 8 wird nämlich kein Vitamin D mehr in der Haut synthetisiert. Man schätzt, dass deshalb mindestens die Hälfte der deutschen Bevölkerung an einem Vitamin-D-Mangel leidet. Vitamin D ist aber ein sehr wichtiger Faktor, eigentlich eher hormonartig als vitaminartig. Ein Mangel kann zu verschiedenen Störungen in den hormonellen Regelkreisen führen.

Vitamin B2: Ich habe Patienten, die auf die Einnahme von 250mg Vitamin B2, innerhalb von 30 Minuten, ähnlich wie auf eine starke Schmerztablette mit Abklingen der Migräne reagieren.

Endotoxin-LAL-Essay: Hier handelt es sich um einen interessanten, wenig genutzten Test, um Entzündungen im Mundraum aufzuspüren. Denn auch vor sich hin faulende, tote Zähne und eine chronische Paradontitis können dazu beitragen, Migräne aufrecht zu erhalten. Dieser Test ist oft schon positiv während der CRP-Wert noch unauffällig ist.

RANTES-Test: Dieser Test zeigt ein proinflammatorisches Zytokin „RANTES" an, das in hohem Masse in Osteonekrosen, wie sie im Kieferknochen z. B. unter wurzelgefüllten Zähnen zu finden sind, produziert wird. Diese fettig-fauligen Nekrosen im Kieferknochen sind oft im normalen Röntgenbild und auch in der DVT nicht erkennbar. Sie werden am besten durch Knochendichtemessung mit einem CAVITAT-Ultraschallgerät diagnostiziert, was allerdings nur sehr wenige Zahnärzte besitzen. Hohe RANTES-Werte aktivieren Basophile Zellen und führen dadurch zu hohen Histaminausschüttungen, die wiederum Migräne auslösen können.

Lymphozyten-Transformationstest (LTT-Test) für Borrelien: Diesen Test führt man durch, wenn ein Zeckenbiss in Verdacht steht, in ursächlichem Zusammenhang mit der Migräne zu stehen oder Begleitsymptome wie wandernde Schmerzen verschiedener Gelenke oder Herzrhythmusstörungen an eine Borreliose denken lassen. Andere Tests fallen meiner Erfahrung nach leider oft falsch „negativ" aus und wiegen den Patienten in genauso falscher Sicherheit.

Chlamydien-Serologie: Ein Test, wenn die Migräne mit Gelenkschmerzen einhergeht.

Schwermetall-Provokationstest: Getestet wird insbesondere auf Quecksilber im Urin vor und nach Einnahme von Schwermetall-bindenden Substanzen (sogenannten Chelatoren wie DMPS oder DMSA). Der Test kann aufschlussreich sein, wenn Amalgam-Plomben vorliegen oder irgendwann vorlagen.

Mikronährstoffprofil: Getestet wird auf die wichtigsten Mineralien und Vitamine, wenn wie z. B. bei Nitrostress, der Verdacht auf einen erhöhten Verbrauch oder eine gestörte Aufnahme besteht. So senkt Selen beispielsweise die Glutamat-Rezeptoraktivität und gehört daher zur Behandlung von HWS-bedingter Migräne.

Vitamin-D-Mangel: Vitamin D ist fettlöslich, braucht also zur Fett-Resorption reichlich Gallensäuren, die aufgrund des Nitrostresses nur unzureichend aus Cholesterin gebildet werden können. Die Migräneaktivität wird durch einen niedrigen Vitamin-D-Spiegel verstärkt.

Neuro-Endokrines Profil: Das Profil wird für die wichtigsten Neuro-Hormone und Neurotransmitter wie Cortisol, DHEA, Adrenalin, Noradrenalin, Serotonin, Melatonin, aber oft auch für Glutamat, GABA, Glycin, PEA erstellt.

Anti-Gliadin und Anti-Transglutaminase: Getestet wird auf Antikörper im Serum und im Stuhl. Sollten in mindestens einer der Proben erhöhte Antikörpertiter vorliegen, liegt auf jeden Fall eine Glutenunverträglichkeit vor und alle Produkte aus den vier glutenhaltigen Getreidearten Weizen, Dinkel, Roggen und Gerste müssen strikt aus dem Speiseplan gestrichen werden. Die Tücke dieses Tests ist, dass in schätzungsweise zehn Prozent der Fälle eine Glutenunverträglichkeit ohne nachweisbare Antikörper vorliegt. Fällt also der Test negativ aus, wiegen sich diese Patienten in falscher Sicherheit und sind eventuell nicht bereit, testweise auf Gluten zu verzichten. Oft konnte ich feststellen, dass Patienten, die an einer Glutenintoleranz leiden, oft noch zusätzlich eine Laktose- und/oder Fruktoseintoleranz aufweisen. Man kann hierfür auch Atemgasanalysen durchführen. In der Praxis finde ich es aber einfacher, wie von Prof. Dr. Ledochowski in seinem sehr empfehlenswerten Buch „Wegweiser Nahrungsmittelunverträglichkeiten“ beschrieben, die Probe aufs Exempel zu machen und morgens einen viertel bis einen halben Liter Milch oder Apfelsaft auf nüchternen Magen zu trinken. Folgen in den nächsten zwei bis drei Stunden Verdauungsbeschwerden wie Blähungen, Bauchgrummeln oder Durchfälle, so liegt nach Milch eine Laktose- und nach Apfelsaft eine Fruktoseintoleranz vor. Wurde davor kein Test auf Milchproteinunverträglichkeit gemacht und der Patient reagiert auf Milch, muss es natürlich keine Laktoseintoleranz (Milchzuckerintoleranz) sein, sondern kann auch eine Milchproteinintoleranz sein.

Darm-Check aus dem Stuhl: Wird die gesunde Darmflora durch Fehlernährung, Antibiotika oder Chemikalien, wie z. B. Konservierungsstoffe, zerstört, so bilden sich Entzündungsmediatoren (TNF-Alpha, IL6), die zu einer Zerstörung und erhöhten Durchlässigkeit der Darmschleimhaut führen. Dadurch können Schadstoffe ungehindert ins Blut und ins Gehirn eintreten, was neuronale Entzündungen im Gehirn hervorrufen kann, die sich wiederum als Migräneanfälle äußern können. Der Darm-Check prüft daher:

- ob der pH-Wert des Stuhls im normalen Bereich (< 6,5) liegt,
- ob eine überwuchernde, histaminbildende Fäulnisflora vorliegt,
- ob ein starker Pilzbefall vorliegt (insbesondere Candida),
- ob genügend gesunde Säuerungsflora vorhanden ist,
- ob Gallensäuren im Stuhl sind,
- ob ausreichend Bauchspeicheldrüsenenzyme vorhanden sind,
- ob Marker erhöht sind, die auf Entzündungen der Darmschleimhaut hinweisen,
- ob unverdaute Nahrungsmittelbestandteile in erhöhtem Maße vorliegen.

Neben diesen Analysen, können bei Bedarf weitere Tests und apparative Untersuchungen durchgeführt werden:

Messung von Stickstoffmonoxid in der ausgeatmeten Luft mit einem Atemgasmessgerät: Normwerte liegen bei zirka 10 bis 15 ppb. Wesentlich höhere Werte sind ein Indiz für Nitrostress und weisen in der Regel entweder auf chronische Atemwegserkrankungen wie Asthma oder Nebenhöhlenentzündungen oder auf eine instabile Halswirbelsäule hin. Der höchste von mir gemessene Wert lag bei 240 ppb. Falsche niedrige Werte kann man allerdings bei Rauchern, Krebskranken und Patienten unter Chemotherapie feststellen. Dieser Test gehört bei mir zur Routinediagnostik.

Test der Blutsauerstoffsättigung: Die Messung wird mittels Pulsoximeter vor und nach körperlicher Anstrengung durchgeführt (siehe auch Fall 43 „Offenes Foramen ovale").

Upright-MRT der oberen Halswirbelsäule: Um sicher nachzuweisen, ob z. B. eine Instabilität der Halswirbelsäule vorliegt und ob z. B. die hintere Atlasspange bei manchen Kopfbewegungen am Rückenmark entlangschrammt, kann eine Upright-MRT durchgeführt werden. Aber auch Engstellen im Spinalkanal und an den Nervendurchtrittsstellen werden sichtbar. Normale CTs, MRTs und Röntgenbilder sind hierfür meist wenig aussagekräftig. Die so genannte Upright-MRT ermöglicht eine vollkommen freie Positionierung der Patienten. Magnetresonanztomographische Untersuchungen können also im Sitzen, Stehen und Liegen durchgeführt werden. Damit ist viel mehr wertvolle Information bezüglich der Bewegung und der Statik im Bereich der Halswirbelsäule verbunden, da unter natürlicher Gewichtsbelastung untersucht werden kann. Die Upright-MRT-Methode ermöglicht als einziges Verfahren MRT-Untersuchungen der Halswirbelsäule in Inklination (Vorbeugung des Kopfes), Reklination (Rückbeugung des Kopfes), Seitneigung und Rotation. Der grundlegende Vorteil der Upright-MRT gegenüber einer herkömmlichen MRT-Untersuchung im Liegen besteht darin, dass die gewichtstragenden Strukturen im Körper unter normaler Belastung und in Bewegung dargestellt werden können. Somit können Instabilitäten erkannt und deren Ausmaß festgestellt werden. Bisher war dies nur durch konventionelle Röntgenfunktionsaufnahmen oder sehr invasive Methoden (Myelographie) möglich. Die Upright-MRT kombiniert die Vorteile der Schnittbilddiagnostik mit den Vorteilen der Röntgen-Funktionsaufnahmen. Sollte bei Patienten, deren Migräne erstmals nach einer Schleudertrauma-artigen Verletzung aufgetreten ist, in der Upright-MRT eine starke Instabilität nachgewiesen werden und sollte sich die Migräne gegen alle in diesem Buch beschriebenen Therapieansätze als resistent erweisen sowie zusätzlich ein starker Leidensdruck vorliegen, dann ist eine operative Stabilisierung der Halswirbelsäule in Betracht zu ziehen.

Farbdoppler-Echokardiographie: Ultraschalluntersuchung des Herzens (siehe auch Fall 43 „Offnes Foramen ovale“)

Cavitat-Ultraschall-Untersuchung im Kieferbereich: Mit dieser Untersuchung findet man heraus, ob eine „Neuralgie induzierende, Kavitätenbildende Osteonekrose“ (NICO) im Kieferknochen vorliegt. Diese ist im Röntgenbild oft nicht sichtbar, da sie die gleiche Strahlendurchlässigkeit wie der Kieferknochen zu haben scheint (Literaturempfehlung 13). Diese Untersuchung ist besonders sinnvoll, wenn zumindest eine der folgenden Voraussetzungen vorliegt:

- Der RANTES-Wert im Serum ist hoch.
- Der Patient hat einseitig druckschmerzhafte Stellen im Bereich der oberen Halswirbelsäule. Er weiß, dass seine Zähne nicht die besten sind, aber dem Zahnarzt fällt bei der Röntgenuntersuchung weder im OPG (2-dimensionale Panoramaaufnahme sämtlicher Zähne) noch im DVT (3-dimensionale, digitale Volumen-Tomographie) etwas auf.
- Die Migräneentstehung steht in zeitlichem Zusammenhang zu zahnärztlichen oder kieferchirurgischen Eingriffen, wie z. B. der Entfernung von Weisheitszähnen, Wurzelbehandlungen, Einsetzen von Titanimplantaten etc.

Oft treffen alle drei Faktoren zu.

Schritt 3: Osteopathische Untersuchung

Ein Osteopath betrachtet den Menschen als Ganzes und untersucht daher auch den ganzen Körper. Er sucht nach Dysfunktionen, Störungen der normalen anatomischen oder physiologischen Verhältnisse, und versucht, diese zu beheben. Leider ist es von manchen Kollegen zur schlechten Gewohnheit geworden, bei Kopfschmerz und Migräne gar nichts, nicht einmal den Kopf, zu untersuchen, sondern gleich den Rezeptblock zu zücken und ein Schmerzmittel zu verschreiben. Bei Migräne können aber gerade osteopathische Dysfunktionen die Ursache sein. Sie müssen vom Osteopathen gefunden und behandelt werden. Die genaue Vorgehensweise unterrichte ich in meinen Seminaren „Die systematische Decodierung der Migräne".

Verkürzt lassen sie die einzelnen Schritte der Untersuchung wie folgt darstellen:

Ich analysiere zunächst die Körperhaltung von allen Seiten nach 1.
verschiedenen Gesichtspunkten. Im Anschluss untersuche ich die Füße, die Knie, das Becken, die gesamte Wirbelsäule, die Rippen und den gesamten Bewegungsapparat auf strukturelle Probleme, wie Fehlstellungen, Beinlängendifferenzen, Gelenkblockaden und funktionelle Störungen.

Ich untersuche den Muskeltonus, insbesondere des Trapeziusmus- 2.
kels, den ich beidseitig im Vergleich abtaste, um festzustellen ob er auf einer Seite stärker verspannt ist als auf der anderen. Hieraus lässt sich oft schon schließen, auf welcher Seite das möglicherweise von einer Störung betroffene Organ liegt. Organe, die einen erhöhten Muskeltonus des Trapeziusmuskels bewirken können, sind Mandeln, Herz, Lunge, Leber und Gallenblase (rechts) sowie Magen und Bauchspeicheldrüse (links).

Am Rücken untersuche ich vom Steißbein bis hoch zur Schulter 3.
das Gewebe auf beiden Seiten der Wirbelsäule, um Gewebeverquellungen und druckempfindliche Stellen in Haut, Bindegewebe

und Muskeln zu finden. Damit stelle ich fest, in welchem Segment und auf welcher Körperseite sich das Problem befindet. Erkrankungen und funktionelle Störungen innerer Organe projizieren sich als Reflexzonen, die sich als druckschmerzhafte oder verquollene Zonen tasten lassen. Nach Head, dem Entdecker der Head'schen Zonen, kann sich jedes Organ in bestimmte, für dieses Organ typische Zonen auf die Körperoberfläche projizieren. Das passiert vorwiegend auf der selben Körperseite und vorwiegend in den Haut- und Muskelbereichen (Dermatomen und Myotomen), die aus Brust- und Lendenwirbelsäule vom gleichen Rückenmarkssegment wie das erkrankte Organ mit Nerven versorgt werden. Problemzonen im Bereich des Bindegewebes und der Haut deuten dabei tendenziell eher auf Störungen im Bereich der inneren Organe hin, während Muskelverhärtungen eher auf Funktionsstörungen der Wirbelsäule und des Bewegungsapparates hindeuten.

4. An der Halswirbelsäule untersuche ich ebenfalls das Gewebe auf beiden Seiten der Wirbelsäule, um Gewebeverquellungen und druckempfindliche Stellen in Haut, Bindegewebe und Muskeln zu finden. Jedes Organ kann sich nämlich auch in die von der Halswirbelsäule aus mit Nerven versorgten Haut- und Muskelbereiche (z. B. Schultermuskeln), sowie in die vom Trigeminusnerv versorgten Kopf- und Gesichtsbereiche projizieren, in denen dann Kopfschmerz ausgelöst werden kann. Besonders interessant sind hier die Querfortsätze des 1. Halswirbels zwischen Felsenbeinen und Unterkiefer, die sich bei Funktionsstörungen der Kopfgelenke meist als einseitig druckschmerzhafte oder verquollene Stellen tasten lassen. Ebenso aufschlussreich sind die sogenannten Adler-Langersche-Druckpunkte, druckschmerzhafte, verquollene Punkte, die vor allem von Neuraltherapeuten gerne diagnostisch genutzt werden und wertvolle Hinweise auf Störherde liefern können. Sie liegen im Bereich des Hinterkopfes, der oberen Halswirbelsäule und im Trapeziusmuskel. Druckschmerzhafte Punkte am Hinterkopf, knapp oberhalb des 1. Halswirbels, deuten auf Störfelder im Bereich der Stirnhöhlen hin. Auf Höhe des 1. Halswirbels geben sie Hinweise auf Störfelder in den

Kieferhöhlen. Auf Höhe des 2. Halswirbels auf Zahnherde im Oberkiefer, z. B. wurzeltote, vor sich hin faulende Zähne. Auf Höhe des 3. Halswirbels auf Zahnherde im Unterkiefer und in der Mitte des Trapeziusmuskels auf Störfelder an den Mandeln oder den Mandelnarben.

Bei der Untersuchung von Bauch- und Brustorganen in Rückenlage werden systematisch alle Quadranten in drei verschiedenen Gewebeschichten auf Empfindlichkeit, Verquellungen, harte Bereiche und Spannung geprüft, um Problemzonen und Problemorgane zu finden, die sich möglicherweise zu den unter Punkt 3 beschriebenen druckschmerzhaften und verquollenen Gewebebereichen entlang der Wirbelsäule in Beziehung setzen lassen. In der obersten Schicht können die von Jarricot beschriebenen Organprojektionszonen als schmerzhafte Hautstellen getastet werden. Auch die Bauchdeckendiagnostik nach Yamamoto liefert interessante Hinweise. Je nach Fall, höre ich noch Herz und Lunge mit dem Stethoskop ab, um zu prüfen, ob ungewöhnliche Geräusche, wie z. B. ein zusätzlicher Herzton, der eventuell auf einen Septumsdefekt, einem Loch in der Herzscheidewand, schließen lassen könnte, vorliegen. **5.**

Zur Beurteilung der Faszialen Ebene sucht man mit den Fingerbeeren auf der Kopfhaut nach Zonen reduzierter Verschiebbarkeit oder erhöhter Empfindlichkeit. Diese Zonen tastet man in ihrem Verlauf ab und versucht, sie bis zu ihrem Ursprung zu verfolgen um die Ursache der Störung zu finden. Dies können Narben aus der Kindheit sein, aber auch die Kopfgelenke, die Kiefergelenke, die Zähne, die Mandeln oder die Nebenhöhlen. Als Abschluss der Kopfuntersuchung prüfe ich, ob eine Konvergenzstörung der Augen vorliegt, die zu Haltungsstörungen führen kann. Ich kontrolliere auch, ob eine Pupille grösser ist als die andere, was man Mydriasis nennt und was ein weiteres Zeichen dafür wäre, dass auf der betroffenen Körperseite etwas nicht stimmt. **6.**

7. Bei der Untersuchung der Mundhöhle betrachte ich zunächst die Zunge, die verschiedene Informationen liefern kann. Ein dicker Belag kann z. B. auf Stoffwechselstörungen, Fehlernährung oder Pilzbefall schließen lassen. Zahneindrücke am Zungenrand auf Lymphstau. Vergrößerte, geschwollene Mandeln können für ein Mandelstörfeld sprechen und schlechte Zähne oder Implantate für Zahnstörfelder.

Schauen wir uns nun an, welche möglichen osteopathischen Ursachen für die Entstehung und die Aufrechterhaltung von Migräne vorliegen können.

Blockaden der oberen Kopfgelenke zwischen Atlas und Schädelbasis sowie der unteren Kopfgelenke zwischen Atlas und Axis, den oberen beiden Halswirbeln

Blockaden, Verdrehungen und Schiefstellungen dieser beiden oberen Halswirbel können, neben Migräne, Sprachprobleme sowie Konzentrations- und Lernschwierigkeiten verursachen. Die Reizung von Hirnnerven, durch Druck und Zug an Blutgefäßen, insbesondere an der seitlich durch die Halswirbel ziehenden Arterie, und chronisch entzündliche Prozesse im Bereich der Muskelsehnenansätze können Migräne auslösen. Zusätzlich kann eine Nitrostressproblematik mit chronischer Müdigkeit und einer Vielzahl weiterer Symptome entstehen, wie ich sie an anderer Stelle in diesem Buch beschreibe. Wichtig ist hier auch die enge Beziehung der oberen Spinalnerven (C0-C2) zum zehnten Hirnnerven (Vagus). Dieser ist in erster Linie für Entspannung, Schlaf, Verdauung und Sexualität zuständig. Durch die Blockaden werden aber auch die Halswirbelsegmente C1-C3 beeinträchtigt, die die hintere Schädelgrube, Kopfgelenke und den hinteren Schädel innervieren. Nicht zu vergessen, die enge Beziehung der Spinalnerven der oberen Halswirbelsäule (C1-C3) zum Trigeminusnerv. Bei einer Blockade der Kopfgelenke konnte ich auch oft eine Wirbelverdrehung im Bereich des 4. und 5. Lendenwirbels sowie einen Beckenschiefstand und eine Iliosakralgelenk-Blockade feststellen. Der Körper versucht so, einen Ausgleich herzustellen. Dies wiederum kann die von den Lendenwirbelsegmenten aus innervierten Bauch- und

Beckenorgane in ihrer Funktion beeinträchtigen. Umgekehrt kann der Beckenschiefstand, und die damit verbundene Beinlängenungleichheit, Verschiebungen, Verdrehungen und Verkantungen der oberen Halswirbel auslösen. Dies nennt man in der Osteopathie eine „Aufsteigende Dysfunktion".

Chronische Entzündungen im Bereich von Muskeln und Sehnen

Während vorübergehende Entzündungen, z. B. nach einer Überdehnung der Sehnen durch ein Schleudertrauma, für die Heilung durchaus sinnvoll sein können, werden chronische, also mehr als etwa acht Wochen andauernde Entzündungen, die sich als druckschmerzhafte Punkte an der Wirbelsäule ertasten lassen, oft durch Wirbelblockaden aufrechterhalten. Diese chronischen Entzündungen können durch Nervenaktivierungen unter anderem zu erhöhter Histaminfreisetzung, hormonellen Reaktionen und Nitrostress, sowie zur Schädigung von Bindegewebe und Bandscheiben und folglich zu Migräne führen. Es ist diagnostisch wichtig, an Halswirbelsäule, Brustwirbelsäule, Lendenwirbelsäule und Kreuzbein jeden einzelnen Wirbel osteopathisch auf Blockaden, Verdrehungen und druckschmerzhafte Stellen zu untersuchen. Die oberen Brustwirbel scheinen bei der Aura-Entstehung oft eine bedeutsame Rolle zu spielen. Hier sollte zunächst versucht werden, die Druckschmerzsymptomatik mit speziellen osteopathischen Techniken zu beseitigen. Gelingt dies nicht innerhalb kurzer Zeit, in ein bis zwei Behandlungen, empfiehlt es sich, die Entzündungen in mehreren Sitzungen neuraltherapeutisch, durch Anspritzen mit Lokalanästhetika, auszulöschen. Solange bis sich kein Druckschmerz mehr auslösen lässt und die Entzündung beseitigt ist. Wichtig ist auch, die Organbezüge zu bedenken, da jedes Thorax-, Bauch- und Beckenorgan seine Nervenversorgung aus Nerven bezieht, die aus dem Rückenmark austreten. Bauen sich die druckschmerzhaften Stellen nach osteopathischer und neuraltherapeutischer Behandlung immer wieder schnell auf, so liegt es nahe, dass die primäre Störung nicht an der Wirbelsäule, sondern im Bereich eines Organs liegt, das an dieser Stelle seine Reflexzone projiziert.

Spannungen der äußeren Hirnhautschichten (Duraspannungen) und Kompression von Schädelnähten und Schädelbasis mit Auswirkung auf Durchblutung und Nervenversorgung

Der Schädel besteht aus 22 Schädelplatten, die nicht fest miteinander verschweißt sind, sondern mit flexiblen Nähten (Suturen) verbunden sind. Dieses Gefüge dehnt sich etwa zehnmal pro Minute aus und zieht sich wieder zusammen. Man spricht vom Craniosacralen Rhythmus. Werden Schädelnähte komprimiert, so können Schmerzen, aber auch andere körperliche und psychische Symptome auftreten. Kompression von Schädelnähten und Spannungen der Hirnhäute können sich gegenseitig bedingen und lassen sich oft gut gemeinsam behandeln. So kann beispielsweise eine Arterie (Arteria menigea media) beim Durchtritt durch eine kleine Öffnung im Schädel (Foramen Spinosum), durch den sie mit einem Zweig des dritten Trigeminusnervenastes (Ramus meningeus) zieht, durch Spannungen der Hirnhäute bedrängt werden. Dadurch wiederum können Spannungsempfindungen im Nacken sowie Ödeme ausgelöst werden. Kompression von Schädelnähten und Spannung von Hirnhäuten können auch zur Beeinträchtigung eines wichtigen Nervenknotens, des Ganglion Trigeminale, an der Vorderwand der Felsenbeinspitze des Schläfenbeins führen. Die Folge sind Beeinträchtigungen der sensiblen Innervation von Gesicht, Stirn und Hirnhäuten, die sich unter anderem als Migräneanfälle ausdrücken. Auch Zugspannungen, die von Organen, Faszien oder Muskeln ausgehen und am Hinterhauptbein ziehen, können wiederum zu Spannungen der Hirnhäute und zu Schmerzempfindungen führen. Routinemäßig untersuche in einer bestimmten Reihenfolge craniosacraler Handgriffe am Kopf bei fast allen Migränepatienten die venösen Blutleiter (Sinus venosus), deren Wände durch die Dura (Hirnhaut) gebildet werden und durch die das Blut aus dem Gehirn abtransportiert wird. Nebenbei löse ich auf diese Art einige wichtige Suturen. Allein schon durch diese Abfolge von Handgriffen, können sich Migräneintensität und Migränehäufigkeit verringern. Manchmal gelingt es sogar im akuten Anfall eine Migräneattacke zu stoppen. Ich beginne dabei mit der Öffnung des Foramen jugulare, einem länglichen Spalt zwischen zwei Schädelplatten. Die dort auftretenden Spannungen können den Venenrückfluss behindern, zu einer Kompression des 10. Hirnnervs (Vagus) führen, aber auch zu Übelkeit, Schwindel und Erbrechen. Dann befreie ich nacheinander in einer logischen Reihenfolge alle venösen Blutleiter von Spannungen, wodurch sämtliche Stauungsphänomene beseitigt werden und das Blut ungehindert aus dem Kopf abfließen kann. Diagnostisch interessant ist hier die Tatsache, dass es oft auch im heftigen akuten Migräneanfall Handgriffe gibt, mit denen der Kopfschmerz über mehrere Minuten hinweg völlig ausgeschaltet ist. Die venösen Blutleiter sind deshalb so bedeutsam, weil sie die Hauptkanäle für den Abfluss des venösen Blutes aus dem Schädel darstellen, ihre Wände nur durch zwei Hirnhautblätter (Durablätter) gebildet werden, die keine Muskulatur haben, die sich zusammenziehen könnte und 95% des venösen Blutes über sie aus dem Gehirn abgeleitet wird. An dieser Stelle möchte ich meinen genialen Osteopathie-Lehrer, den Gründer der Osteopathie Schule Deutschland und Autor vieler Osteopathie-Bücher, Torsten Liem, zitieren. Er schreibt in seinem Buch „Kraniosakrale Osteopathie": „Wenn wir uns daran erinnern, dass die Durablätter (Hirnhautblätter) die venösen Sinus bilden, wird deutlich, welchen großen Einfluss die Duralmembranen (Hirnhäute) für die venöse Drainage des Schädels besitzen und wie anfällig das venöse Abflusssystem des Gehirns für Läsionen (Verletzungen/Störungen) des Duralsystems oder der Schädelknochen ist. Spannungen der Dura können den Durchmesser der Sinus einschränken und so den venösen Abfluss behindern."

Aus Bauch-, Brust- oder Beckenorganen herrührende (viszerale) Probleme, wie beispielsweise Leberstau/Pfortaderstau mit Irritation des Phrenicusnervs

Es kommt zur Irritation der Rückenmarkssegmente C3-C5 durch die Reizung des Phrenicus-Nervs. Dieser versorgt das Bauchfell (Peritoneum), das unter anderem Leber und Galle umhüllt. Der Phrenicus-Nerv gibt vom Bauchfell Informationen in sein Ursprungsgebiet zwischen 3. und 5. Halswirbel ab. Daraus erfolgt eine Anspannung der Schulter-Nackenmuskulatur, einseitiger Zug am Atlasquerfortsatz (rechts) und eventuell eine Irritation der sensiblen Trigeminuskerne auf Höhe des 2. bis 4. Halswirbels im Rückenmark. Außerdem führt die Muskelanspannung im Bereich der oberen Halswirbelsäule zu einer Irritation der Sympathikus-Rezeptoren der oberen drei Rückenmarkssegmente C1-C3, die die hintere Schädelgrube und das Ganglion Cervicale Superior innervieren. Das führt zur Irritation der sympathischen Nervenfasern entlang der inneren Halsschlagader (Arteria carotis interna). Hinzu kommt, dass Lebererkrankungen mit einem erhöhten Anfluten von Giftstoffen, wie Ammoniak etc., verbunden sind. Ähnliche osteopathische Kausalketten lassen sich auch von Magen, Lunge, Herz, Darm, Bauchspeicheldrüse, Nieren und Gebärmutter konstruieren. Diese auszuführen würde aber den Rahmen des Buches sprengen. Im Prinzip kann die Beeinträchtigung jedes Organs unter ungünstigen Begleitumständen zur Migräneentstehung beitragen und seine Behandlung zu deren Heilung. Bei der Behandlung geht es vor allem darum, Bindegewebsverklebungen zu lösen, die Versorgung der Organe mit Nervenimpulsen und arteriellem Blut sicherzustellen und den Abfluss der Venen und Lymphgefäße zu optimieren, so dass eventuelle Abflussstörungen beseitigt werden. Es gibt ein medizinisches Gesetz, das besagt, dass wenn ein Organ in seiner Mobilität beeinträchtigt ist, auch die Funktionalität darunter leidet. Man muss bedenken, dass jedes im Brustkorb, Bauch und Becken liegende Organ seine Nervenversorgung aus bestimmten Rückenmarkssegmenten bezieht und Informationen über seinen Zustand dorthin zurückmeldet. Das wiederum kann zu Wirbelblockaden, Muskelverspannungen und Schmerzen in den vom selben Rückenmarkssegment versorgten Muskeln führen. Diagnostisch sollte man also immer, wenn Hinweise auf Störungen eines Organs vorliegen, auch auf Muskulatur und Haut des Rückens, die vom selben Rückenmarkssegment versorgt werden, ein besonderes Augenmerk legen.

Kiefergelenksprobleme und Spannungen der Kaumuskulatur, insbesondere des Temporalismuskels mit Kompression der Sutura Sphenosqamosa, aber auch der anderen Kiefermuskeln

Es kann sinnvoll sein, hier mit einem guten Zahnarzt zusammenzuarbeiten, um z. B. unterschiedliche Höhen der Kauflächen auszugleichen.

Spannungen der Zungenbeinmuskulatur

Die Spannungen können einen ungünstigen Einfluss auf die Jugularisvene haben und einen Rückstau des Venenblutes in den Kopf verursachen.

Gestörte Nervenversorgung der Blutgefäße des Kopfes

Die Störung kann auf Höhe der Rückenmarkssegmente C8-Th3 preganglionär, am Ganglion Stellatum über die Arteria Vertebralis und am Ganglion Cervicale superior über innere und äußere Halsschlagader auftreten.

Fehlstellungen der Füße und Funktionsstörungen der Augen

Im Gehirn haben wir einen Bereich, der Basalganglien genannt wird. Dort wird hauptsächlich aus den Informationen, die der Körper aus Augen, Kauapparat, Gelenken, Haut und Füßen erhält, die optimale Haltung programmiert. Kommen nun aus einem dieser Rezeptoren Störinformationen, dann kann daraus eine Haltungsstörung wie z. B. eine Skoliose entstehen. So können Fehlstellungen der Füße, wie z. B. Valgusfüße, zu X-Beinen, Verdrehungen von Becken und Wirbelsäule, Wirbelblockaden, Muskelverspannungen, Nervenreizungen und Kopfschmerzen führen. Den gleichen Effekt können sowohl Fehlsichtigkeiten wie z. B. Kurzsichtigkeit, Weitsichtigkeit und Hornhautverkrümmungen (Astigmatismus) als auch Konvergenzstörungen haben. Eine Konvergenzstörung liegt vor, wenn es den Augen nicht gelingt, sich zur Mitte auf ein vor die Nasenwurzel gehaltenes Objekt zu konzentrieren – also mindestens ein Auge seitlich abschweift. Diese Einflüsse auf die Körperhaltung und deren Behandlung wurden von dem französischen Arzt Dr. Bernard Bricot erforscht (Literaturempfehlung 29) und werden derzeit von dem italienischen Arzt Dr. Antonio Fimiani weiter untersucht. In Deutschland bietet die Posturologie-Forschungsgruppe informative Vorträge und Ausbildungsseminare zu diesem Thema an.

Schritt 4: Neuraltherapeutische Testung

Die Neuraltherapie oder therapeutische Lokalanästhesie, die von den Gebrüdern Huneke entdeckt wurde, ist eine weitere wichtige Säule der Migränetherapie. Aus der Peripherie von Narbenstörfeldern, chronischen Entzündungen und anatomischen oder physiologischen Problembereichen kommende Dauerreize bewirken die Entstehung von Erregungszonen im Hirnstamm, u. a. im Nucleus spinosus des Trigeminusnervs und in der Hirnrinde. Sie stehen in Beziehung zueinander und zu ihren Ausgangspunkten und können zur Entwicklung chronischer Erkrankungen wie Migräne führen. Spritzt man ein stark verdünntes Lokalanästhetikum wie Procain oder Lidocain in die Haut oder in tiefer liegende, oft schmerzhaft gereizte Gewebebereiche, so schaltet man Schmerzrezeptoren aus. Damit wird ein Teil des ins Rückenmark einströmenden Informationsflusses für einige Zeit unterbrochen und nicht ans Gehirn weitergeleitet. In dieser Zeit kann sich das Nervensystem neu organisieren.

Neuraltherapeutisch behandelt werden:

- Narbenstörfelder, z. B. Blinddarmnarbe, Mandelnarben, Unfallnarben, Bauchnabel, aber auch zu einem Nerv gehörende Hautsegmente,
- chronisch entzündliche Prozesse,
- die Kopfgelenke und die Facettengelenke der ganzen Wirbelsäule,
- chronische Reizzustände an bestimmten Schaltstellen des Vegetativen Nervensystems und des Endokrinen Systems wie Halsganglien, Ganglion Coeliakum, Grenzstrang von Hals-, Brust- und Lendenwirbelsäule, Gynäkologischer Raum, Schilddrüse und Mandeln.

Wenn der Verdacht besteht, dass die Nervenversorgung der Blutgefäße des Kopfes gestört ist und die osteopathische Behandlung nicht ausgereicht hat, das Problem zu beheben, hat es sich sehr bewährt, folgende Nervenzentren neuraltherapeutisch anzuspritzen:

- Den Grenzstrang, insbesondere der Rückenmarkssegmente C8-Th3. Diesen behandelt man mittels wiederholter selektiver Rezeptorblockaden. Dadurch entsteht ein sympathisch-sensorischer Block, der in der Behandlung chronischer Schmerzsyndrome, vor allem der Migräne sehr effektiv ist. Hierbei liegt das in der Medizin bekannte Prinzip der sympathisch-sensorischen Kopplung zu Grunde. Bei Veränderungen der anatomischen und funktionellen Gegebenheiten der Halswirbelsäule und der oberen Brustwirbelsäule können offensichtlich krankhafte Reflexabläufe ausgelöst werden. Diese Abläufe können, auf Grund der sehr engen Verbindungen zwischen Sympathikus und Trigeminusnerv im Übergang zwischen Kopf und Nacken, Migräne hervorrufen. Durch den Einsatz von Lokalanästhetika im Rahmen der Grenzstrangblockaden kann man die Reflexabläufe unterbrechen und damit die Migräne zum Verschwinden bringen.
- Das Ganglion Stellatum, um Einfluss auf die Innervation der Vertebralis-Arterie zu nehmen.
- Das Ganglion Cervicale superior, um Einfluss auf die Halsschlagadern auszuüben.

Bleibt die nächste Migräneattacke nach Anspritzung eines vermuteten Störfeldes mit Lokalanästhetika deutlich länger aus als erwartet, so lässt dies darauf schließen, dass man die richtige Stelle getroffen hat. Spritzt man sie erneut an, so werden die beschwerdefreien Intervalle in der Regel immer länger, bis die Migräne schließlich ganz ausbleibt.

KAPITEL 4

DIE ÜBELTÄTER DER MIGRÄNE IM VISIER

In diesem Kapitel nehme ich einzelne, mögliche Ursachen für die Entstehung von Migräne genauer unter die Lupe.

Halswirbelsäule und Nitrostress

Nitrostress, die übersteigerte Produktion von Stickstoffmonoxid und dessen noch aggressiverem Metaboliten Peroxinitrit, ist die Ursache vieler scheinbar unerklärbarer Krankheiten. Der amerikanische Arzt Dr. Pall, der selbst an einem chronischen Fatigue-Syndrom litt, hat diese neuen medizinischen Entdeckungen in seinem Buch „Explaining Unexplained Illness" dargestellt. In Deutschland hat Dr. med. Bodo Kuklinski, Autor der Bücher „Das HWS-Trauma", „Schwachstelle Genick" und „Mitochondrientherapie – die Alternative", gezeigt, dass eine instabile Halswirbelsäule, z. B. durch Unfälle mit Schleudertrauma oder Überdehnung der Halswirbelbänder bei Operationen mit Intubation, zu kurzzeitigen Perfusionsunterbrechungen und Reperfusionsphänomenen sowie zur Reizung der Hirnnerven führen kann. Dies führt, neben oxidativem Stress, zu Nitrostress in Form von verstärkter Produktion von Stickstoffmonoxid (NO) in verschiedenen Zellen der Umgebung des lädierten Zentrums. Nitrostress ist oft die Ursache für Migräne und chronische Kopfschmerzen, Müdigkeit, Erschöpfung, Burnout, Leistungsminderung, geringe Belastbarkeit, Konzentrationsstörungen, ADHS, Depressionen, Schlafstörungen, Reizdarm, unerklärliche Muskel- und Gelenkschmerzen, chronische Infektionen, unklare Nervenentzündungen (Polyneuropathie), Schilddrüsenfunktionsstörungen wie Hashimoto, Zyklusstörungen etc. Gut untersucht ist nach Dr. Kuklinski die Aktivierung des Trigeminusnervs durch

Stress, chemische und physikalische Reize, z. B. durch Zugluft, aber auch durch Atlasverkantungen. Nervenfasern schütten Entzündungspeptide aus, die zur Stickoxid-Freisetzung und zur Ausschüttung von Histamin führen. Histamin wiederum stimuliert die Stickstoffmonoxid-Bildung. Es kommt zu Nitrostress und, sofern dieser chronisch wird, zu Störungen in der Energiegewinnung der Mitochondrien. Man vermutet, dass diese Vorgänge auch bei Reizungen an anderen Hirnnerven ablaufen. Stickstoffmonoxid schädigt ebenfalls die Mitochondrien der Myelin produzierenden Zellen (Oligodendrozyten), die dadurch nicht mehr in der Lage sind, die lebensnotwendige Energie zu erzeugen. Die mangelhafte Energiebereitstellung in den Zellen führt zum Absterben von Nervenzellen. Wiederkehrende Reizung der Hirnnerven durch Joggen, Reiten, Stürze etc. verstärken das Risiko einer Migräneattacke. Zusätzliche Mitochondrienschädigungen entstehen durch Chemikalien wie Formaldehyd und Toluol, durch Medikamente wie Betablocker, Potenzmittel, Säureblocker, Cholesterinsenker, Impfstoffe (oft Quecksilber- oder Aluminium-haltig), aber auch durch stark nitratbelastete Lebensmittel wie u. a. Wurstkonserven oder Gemüse, das mit Stickstoffdünger angebaut wurde.

Patienten mit HWS-bedingter Migräne weisen in den Zellen oft massive Defizite an Vitamin B1, B2, Nikotinamid, B5, B6, Folsäure und B12, außerdem an Carotinoiden, Kalium, Magnesium, Zink und Selen auf. Diese Mikronährstoffe müssen in sinnvoller Reihenfolge und Dosierung nach einem bestimmten Schema zugeführt werden. Ein wahlloses Einnehmen aller Substanzen auf einmal bleibt wirkungslos oder sogar schädigend. Ein Nitrostressprofil aus dem Urin zeigt erhöhte Citrullinwerte und Nitrophenylessigsäurewerte (Nitrostress), erhöhte Methylmalonsäurewerte (Vitamin-B12-Mangel) sowie eventuell erhöhte Cystathionin-Werte (Vitamin-B6-Mangel). Im Blut wird ein erhöhter Nitrotyrosinwert gemessen. Ein Atemgastest zeigt einen erhöhten Stickoxidgehalt der Atemluft an.

Vitamin B12 ist ein natürlicher Stickstoffmonoxidfänger und reduziert damit Nitrostress. Extremer Vitamin-B12-Mangel führt zu einem Zusammenbruch des Energiehaushaltes, was nach Dr. Kuklinski folgende Konsequenzen haben kann:

- Es werden kaum mehr Nahrungsmittel vertragen, ob Fleisch, Stärke oder Zucker. Höchstens noch gekochte Gemüse. Werden sie trotzdem gegessen, entwickeln sich toxische Reaktionen des Nervensystems.
- Es kann zu totaler Erschöpfung und muskulärer Schwäche kommen.
- Polyneuropathie mit Fuß- oder Zungenbrennen und Taubheitsgefühlen sowie Diabetes Mellitus Typ2 werden begünstigt.
- Es können Konzentrations- und Gedächtnisstörungen auftreten.
- Es können depressive oder schizoide Symptome auftreten.
- Es kann zu Schlafstörungen kommen.
- Es können Fruchtbarkeitsstörungen auftreten.
- Es kann Dauerstress durch Abbaustörung der Stresshormone ausgelöst werden.
- Es kann zu einer Abbaustörung von Histamin mit Allergien, Asthma, Herzjagen, Darmkrämpfe kommen.
- Es kann eine Schädigung der Blut-Hirn-Schranke auftreten.
- Es kann zu erhöhter Reizbarkeit und Stressanfälligkeit kommen.
- Bluthochdruck kann begünstigt werden.
- Es können Hör- und Sehstörungen auftreten.
- Es kann zu einem frühzeitigen Ergrauen der Haare kommen.

Ausführliche Untersuchungen bei den für die jeweiligen Beschwerden zuständigen Fachärzten liefern meist leider keine Hinweise auf organische Ursachen. Die Beschwerden werden als psychosomatisch eingestuft. Nach Dr. Kuklinski und Dr. Pall sind diese sogenannten Multisystem- bzw. Organerkrankungen oft auf eine einzige biochemische Ursache zurückzuführen: Die Störung des Stoffwechsels der Mitochondrien, der Energiekraftwerke unseres Körpers. In ihnen wird die Nahrung durch Enzyme, Vitamine und andere Mikronährstoffe in Energie umgewandelt. Diese Energie, die in einem Molekül namens ATP gespeichert wird, kann je nach Bedarf vom Körper abgerufen werden. Stickstoffmonoxid (NO) wird aus der Aminosäure Arginin, mit Hilfe eines Enzyms, im Körper hergestellt. Stickstoffmonoxid hat in fast allen Körperzellen wichtige Aufgaben. In den Mitochondrien aktiviert und drosselt es den Sauerstoffverbrauch, in den Blutgefäßen verstärkt es die Durchblutung durch Erweiterung, es tötet Viren und Bakterien und wirkt als Neurotransmitter am Informationsaustausch zwischen den Zellen mit. Verschiedene Chemikalien, Medikamente (z. B. Potenzmittel und Nitrosprays) aber auch Schwermetalle und viele Lebensmittelzusatzstoffe, vor allem Nitrate verstärken zusätzlich die NO-Bildung. Entzündungsreaktionen entstehen in verschiedenen Körperregionen. Wenn Stickstoffmonoxid (NO) und Sauerstoffradikale (O-) zusammenstoßen, wird Superoxynitrit (OONO) gebildet, das die Energiegewinnung und die Verarbeitung von Sauerstoff in den Mitochondrien verhindert, die Freisetzung von Entzündungsbotenstoffen begünstigt, die dadurch noch mehr Stickstoffmonoxid und Sauerstoffradikale bilden. In Folge kann sich die Blut-Hirn-Schranke öffnen und ein Teufelskreis kommt in Gang. Sämtliche Zellen des Körpers inklusive Hirnzellen, Drüsenzellen, Muskelzellen etc. sind unterversorgt und unterbelüftet. Es entstehen chronische Kopfschmerzen und Migräne, die Leistungsfähigkeit lässt nach und chronische Erschöpfungssyndrome („Burnout") und Autoimmunerkrankungen können sich manifestieren. Bei der Behandlung müssen eine instabile Halswirbelsäule, Medikamente, Chemikalien, Schwermetalle, chronische Infekte, psychischer Stress aber auch eine Mitochondrien-schonende Ernährung berücksichtigt werden. Eine Ernährungsumstellung mit Kohlehydratreduktion und Erhöhung des Eiweiß- und Fettanteils ist notwendig, um die Mitochondrien zu entlasten. Zu empfehlen sind die LOGI-Kost (Literaturempfehlung 18) oder Steinzeitkost. In der Steinzeit wurde hauptsächlich Fett, Fleisch und Grünzeug gegessen. Es gab weder Getreide noch Zucker. Kombiniert wird diese Ernährung mit einer gezielten, hochdosierten, individuellen Gabe von Mikronährstoffen zum Neutralisieren der erhöhten NO- und auch Sauerstoffradikalbildung sowie zur Erholung des Mitochondrien-Stoffwechsels. Ich bin immer wieder überrascht und erschüttert, wie Menschen oft über viele Jahre hinweg völlig erfolglos und an der Ursache vorbei mit Medikamenten vollgepumpt werden und ihre Beschwerden als psychosomatisch abgestempelt werden, nur weil den Behandlern diese Zusammenhänge noch nicht bekannt sind. Es gibt jetzt objektive und reproduzierbare Laborwerte für Mitochondrien-Erkrankungen, die bislang irrtümlich als psychosomatische Erkrankungen angesehen wurden. Ich möchte an dieser Stelle einen leidenschaftlichen Appell an alle Ärzte und Heilpraktiker richten: Steigen Sie ein in die Mitochondrien-Medizin und Sie werden überrascht sein, wie viele, bis dahin unerklärbare und unheilbare Erkrankungen, plötzlich logisch erklärbar und heilbar werden. Ein guter Einstieg in die Thematik ist die Lektüre des Buches „Das HWS-Trauma" von Dr. Kuklinski.

Die Tragödie der Kohlenhydrat- und Glutenmast

Um das Problem zu verstehen, müssen wir einen kleinen Ausflug in die Steinzeit machen. Bis vor circa 5000 Jahren ernährten sich die Menschen als Jäger und Sammler im Wesentlichen von Fleisch, Fett, Fisch, Nüssen, Wurzeln und Beeren. Es gab kein Getreide und keinen raffinierten Zucker, also keine schnell verbrennbaren Kohlenhydrate. Wenn nun ein genetisch derartig ausgestatteter Mensch plötzlich große Mengen Zucker oder Getreide zu sich nimmt und vielleicht noch versucht, sich fettarm zu ernähren, so geschieht folgendes: Der Blutzuckerspiegel steigt sehr schnell sehr stark an und es werden in Erwartung eines lange anhaltend hohen Blutzuckers von der Bauchspeicheldrüse riesige Mengen an Insulin ausgeschüttet, um den Zucker abzubauen. Als Resultat fällt der Blutzucker unter das Ausgangsniveau. Es entsteht eine Unterzuckerung. Nun gibt es im Hirnstamm eine Kontroll- und Messinstanz, die dafür sorgt, dass grundlegende, lebenswichtige Blutwerte wie Sauerstoffgehalt, Blutzucker und Flüssigkeitsmenge in bestimmten Grenzen gehalten werden. Fällt nun der Blutzuckerwert plötzlich stark ab, wird in diesem Zentrum Alarm geschlagen: „Achtung Lebensgefahr!" Dies kann zur Aktivierung des Migränegenerators und des Trigeminusnervs sowie zu Veränderungen der Hirndurchblutung führen. Es kann der Beginn eines Migräneanfalls sein. Dieses Geschehen läuft insbesondere an Wochenenden und in Entspannungsphasen nach Stress ab, da in diesen Phasen der Cortisonspiegel, der in Stresszeiten den Blutzuckerspiegel hochhält, stark absinkt. Dies ist der Grund dafür, dass viele Migränepatienten besonders am Wochenende unter Anfällen leiden. Kohlenhydratreiche Ernährung führt zu einer ständigen Überflutung des Körpers mit riesigen Mengen von Insulin. Gesunde Zellen reagieren normalerweise sehr empfindlich auf Insulin. Werden sie jedoch ständig damit überflutet, desensibilisieren sie sich gegen Insulin, in dem sie die Anzahl der Rezeptoren auf ihrer Oberfläche reduzieren. Es entsteht eine sogenannte Insulinresistenz, die es den Zellen gestattet, das Insulin zu ignorieren, um nicht noch mehr Glukose aufnehmen zu müssen. Nun reagiert aber die Bauchspeicheldrüse mit einer noch höheren Ausschüttung von Insulin, um den Blutzuckerspiegel zu senken. Es ist der Beginn eines Teufelskreises, der irgendwann dazu führt, dass ein Diabetes Typ 2 entsteht. Kommt zu der Insulinüberflutung noch ein Adrenalinmangel hinzu, wie er nach jahrelanger Dauerstressbelastung entstehen kann, führt diese Kombination dazu, dass Sauerstoffmangel und Zuckerüberflutung zu Gärungsprozessen führen. Eine Krebsentstehung ist dann wahrscheinlich. Waltraut Fryda beschreibt diesen Zusammenhang in ihrem Buch „Diagnose: Krebs“ (Literaturempfehlung 28). Nebenbei ist Insulin ein wachstumsanregendes Hormon, das die Speicherung von Fett anregt, Entzündungsreaktionen begünstigt und negative Auswirkungen auf andere Hormone hat, die in der Folge zu viel oder zu wenig produziert werden können. So können z. B. Schilddrüsenunterfunktionen und insbesondere autoimmune Schilddrüsenentzündungen vom Typ Hashimoto ungünstig beeinflusst werden. Hinzu kommt, dass die ständigen Blutzuckerschwankungen den Mitochondrien-Stoffwechsel stark belasten. Wenn dieser vielleicht ohnehin schon durch unerkannten Nitrostress belastet ist, kann diese Kombination dazu führen, dass aus einem einst gesunden Menschen ein multimorbider, körperlich und psychisch schwer kranker Patient wird, der zum Dauergast bei verschiedenen Neurologen, Psychiatern und Internisten wird und als hoffnungsloser Fall abgestempelt wird. Besonders starke Blutzuckerschwankungen löst übrigens das Klebereiweiß Gluten aus. In Versuchen konnte gezeigt werden, dass eine Scheibe Vollkorn-Toastbrot den Blutzucker noch 30% schneller als ein Esslöffel Haushaltszucker hochschießen lässt. Wer hätte das erwartet? Je kohlenhydratärmer wir uns ernähren, desto weniger freie Radikale, also desto weniger oxidativer Stress und desto weniger Zellalterung entsteht. Und desto leistungsfähiger werden die Energiekraftwerke unserer Zellen, die Mitochondrien. Kohlenhydratarme Ernährung ist also auch ein heißer Tipp für Menschen, die gerne bei guter Gesundheit 100 Jahre alt werden möchten. Für Migränepatienten mit Kohlehydratintoleranz gibt es ein sehr umfangreiches, von Peter Mersch geschriebenes Buch mit dem Titel „Migräne, Heilung ist möglich“, in dem er ausführlich alle diesbezüglichen Aspekte beleuchtet.

Zum Thema „Gluten", dem in Weizen, Roggen, Dinkel und Gerste enthaltenen Klebereiweiß möchte ich den Neurologen und Ernährungswissenschaftler Dr. David Perlmutter zitieren, der in seinem Buch „Dumm wie Brot" schreibt: „Gluten ist nicht nur ein Thema für Menschen mit nachgewiesener Zöliakie, einer Autoimmunerkrankung, die nur eine kleine Minderheit betrifft. 40% von uns können Gluten nicht sauber verarbeiten und die restlichen 60% könnten ebenfalls Schaden nehmen, ohne dies zu erfahren. Deshalb sollten wir uns fragen: Ist aus Sicht des Gehirns womöglich jeder Mensch glutensensitiv? Neuesten Ergebnissen zufolge regen gluten- und kohlenhydratreiche Ernährung insgesamt die Entzündungskaskade im Gehirn besonders effektiv an. Bei Glutensensitivität erhöht sich die Produktion entzündungsfördernder Zytokine, die bei neurodegenerativen (nervenzerstörenden) Prozessen eine Rolle spielen." Dr. Perlmutter bringt nach jahrelangen Forschungen nicht nur Migräne und chronische Kopfschmerzen in Verbindung mit Gluten, sondern auch andere neurologische Auffälligkeiten und Erkrankungen wie Epileptische Anfälle, Multiple Sklerose, Angststörungen, Depressionen, ADHS, Schlaflosigkeit, chronische Müdigkeits- und Erschöpfungszustände, Konzentrations- und Gedächtnisstörungen bis zur Alzheimer-Demenz. In seinem Buch zeigt er MRT-Aufnahmen (Magnetresonanztomographie) von Gehirnen, die von Dr. Hadjivassilou, einem Wissenschaftler, der seit über zehn Jahren immer wieder nachweist, dass glutenfreie Ernährung Patienten mit Glutenempfindlichkeit vollständig von ihren Kopfschmerzen erlösen kann, durchgeführt wurden. Diese Aufnahmen von Kopfschmerzpatienten mit Glutenempfindlichkeit lassen schwere Veränderungen der weißen Masse im Gehirn erkennen, die an Patienten mit multipler Sklerose oder Schlaganfall erinnern. Da in geschätzten 10% der Fälle von Glutenempfindlichkeit die uns bekannten Antikörpertests negativ ausfallen, die Patienten aber trotzdem drastisch von einer glutenfreien Diät profitieren, müssen wir davon ausgehen, dass es auch eine antikörperfreie Glutenempfindlichkeit gibt und dürfen uns von negativen Tests nicht in die Irre führen lassen. Der sicherste Test ist eine mehrwöchige, besser aber mehrmonatige, strenge Gluten-Auslassdiät. Warum aber fällt es uns so schwer auf glutenhaltige Speisen zu verzichten? Dafür gibt es zwei gute Gründe: In den meisten Fertigprodukten ist Gluten beigemischt, so dass es nicht ausreicht, einfach auf Brot und Kuchen zu verzichten, sondern wirklich jedes Fertigprodukt auf Glutenfreiheit geprüft werden muss. Und Sucht! Haben Sie schon mal versucht einem Heroinabhängigen zu erklären, dass es nicht gesund ist, was er tut? Wenn ja, dann wissen Sie was er antworten wird: „Ja, das weiß ich schon lange, aber ich kann trotzdem nicht aufhören!"

Hier möchte ich Dr. William Davis zitieren, der in seinem Buch „Weizenwampe" schreibt: „Solange wir Weizen verzehren, erzeugt die Verdauung morphinartige Substanzen, die sich an die Opiatrezeptoren im Gehirn anheften. Die Belohnung ist eine leichte Euphorie. Wenn diese Wirkung blockiert wird oder keine Nahrung verzehrt wird, deren Verdauung morphinartige Substanzen ergibt, kommt es bei manchen Menschen zu einem ausgesprochen unangenehmen Entzug." Damit haben wir erstens die Erklärung dafür, dass sich viele Lebensmittelhersteller bemühen, ihren Produkten möglichst viel Gluten beizumischen und zweitens eine Erklärung dafür, dass es neben den anderen psychischen Fällen immer noch ein paar Patienten gibt, denen wir nicht helfen können, weil einfach der Faktor Sucht zu stark ist. Ich schätze ihren Anteil an der Gesamtzahl aller Migränepatienten auf etwa 10%. Dies sind dann „harte Nüsse" für talentierte Psychotherapeuten. An dieser Stelle möchte ich den Fall einer jungen Frau erwähnen, an dem ich gerade jetzt in der Endphase meines Buches arbeite. Auf Grund des Suchtfaktors weiß ich nicht, ob ich ihn zu einem guten Ende bringen kann. Die 26-jährige Patientin stellte sich mit heftigen Dauerkopfschmerzen und häufigen Migräneattacken bei mir vor. Hinzu kamen Panikattacken, eine generelle Angststörung, Konzentrationsstörungen und Depressionen. Wegen dieser Beschwerden musste sie vor vier Jahren ihr anspruchsvolles Studium abbrechen und lebt nun mit ihrer Mutter zu Hause von deren Rente. In der Anamnese fiel auf, dass sie sich drei- bis fünfmal täglich von Kohlenhydraten ernährte und Fett weitgehend vermied. Auf Grund ihrer Panikattacken nahm sie dreimal täglich ein Milligramm Lorazepam („Tavor"), ein stark angstlösendes aber hochgradig suchterzeugendes Beruhigungsmittel, dass die Neuverschaltung von Synapsen im Gehirn, besonders im Hippocampus, verhindert und bei Dauergebrauch immer stärker depressiv macht. Zusätzlich nahm sie noch zwei verschiedene Antidepressiva und „die Pille“ ein. Letztere wurde ihr von ihrer Gynäkologin gegen ihre prämenstruellen Beschwerden verschrieben. Als Verhütungsmittel brauchte sie sie nicht, da sie kein Sexualleben hatte.

Haben Sie nach der Lektüre dieses Kapitels einen Verdacht? Der Verdacht liegt nahe, dass sowohl die Migräne- und Kopfschmerzproblematik als auch die psychische Symptomatik auf starke Glutenempfindlichkeit, sowie ein durch ständige Blutzuckerschwankungen und cholesterinarme Ernährung aus dem Gleichgewicht geratenes Hormonsystem zurückgehen. Verschlimmert wird das Ganze noch durch „die Pille“, die den Progesteronspiegel auf Menopausen-Werte drückt, und durch den Angstlöser, der der Fehlbehandlung sozusagen das Krönchen aufsetzt und langfristig die Depressionen noch potenziert. Eine Blutabnahme zur Bestätigung meiner Hypothese scheiterte an der Angststörung. Dies zeigte deutlich, dass der Angstlöser, wie es bei Drogen oft der Fall ist, schon lange durch den Dauergebrauch seine Wirkung verloren hatte und nur noch eingenommen werden musste, um die sehr unangenehmen Entzugserscheinungen zu vermeiden. Man kann aber schon aus der Anamnese schließen, dass im Körper der Frau ein völliges Chaos im Zusammenspiel der Hormone und Neurotransmitter vorliegt. Ganz abgesehen davon, was die vielen Medikamente mit den Mitochondrien machen. Werde ich der Patientin helfen können? Wenn sie mitmacht, dann ja. Wenn Sie es schafft, ihre Ernährung komplett auf kohlenhydratarm und fettreich umzustellen, den Angstlöser langsam über Wochen auszuschleichen, „die Pille“ abzusetzen und eventuell gegen ein bioidentisches Progesteron-Präparat einzutauschen, bin ich zuversichtlich, dass sie wieder ein ganz normales, schmerzfreies und angstfreies Leben führen kann. Und ihr Studium fortsetzen kann. Es ist ein Kampf gegen die Sucht. Sollte die Sucht doch stärker sein als die Vernunft, bin ich mir ziemlich sicher, dass sie irgendwann als hoffnungsloser Fall in einer psychiatrischen Anstalt enden wird. In der nächsten Auflage meines Buches, werde ich darüber berichten, ob es mir gelungen ist, der jungen Frau zu helfen.

Hormone, Neurotransmitter und Neuropeptide

Nervensystem, Hormonsystem, Immunsystem und Psyche sind sehr eng miteinander verwoben, sehr fein aufeinander abgestimmt, stehen in ständigem Austausch miteinander und beeinflussen sich gegenseitig. Kein Teil lässt sich verändern, ohne alle anderen mit zu beeinflussen. Störungen dieses Gleichgewichts können sich in Form von Migräne und vielen anderen gesundheitlichen Störungen manifestieren. Sichere Hinweise auf eine Störung dieses sensiblen Gleichgewichts sind bei Frauen zum einen eine Zyklusabhängigkeit der Migräne, zum zweiten die Anwendung von Chemikalien mit hormonähnlicher Wirkung wie sie in der „Pille", in Hormonspiralen und Hormonringen zur Anwendung kommen, und zum dritten ein Beginn der Migräne mit Einsetzen der Pubertät. In letzterem Fall ist die feinjustierte Einfügung der Regelblutung ins hormonelle Gesamtgefüge nicht geglückt. Falls keine Zyklusabhängigkeit erkennbar ist, kann eine Hormonabhängigkeit der Migräne trotzdem nicht sicher ausgeschlossen werden. Es ist möglich, dass durch irgendwelche Umstände zu bestimmten, unregelmäßigen Zeitpunkten der Progesteronspiegel unter ein gewisses Niveau fällt oder der Östradiolspiegel über ein gewisses Niveau steigt, was dann die Schmerzempfindlichkeit steigern und Migräneanfälle auslösen kann. Hier ist die hohe Kunst der hormonellen Feinjustierung unter Berücksichtigung sämtlicher Faktoren gefragt. Eindimensionales Denken führt an dieser Stelle nicht weiter. Die wichtigsten Faktoren möchte ich hier kurz erläutern. Im Detail behandle ich diese Thematik in meinen Seminaren.

Absoluter oder relativer Progesteronmangel (im Verhältnis zum Östrogen)

Ein Mangel, wie er z. B. durch „die Pille" verursacht wird. In diesem Fall ist es wichtig, alle künstlichen Hormone abzusetzen und falls innerhalb weniger Monate keine Normalität eintritt, was leider oft der Fall ist, naturidentische Hormone aus der Yamswurzel als Creme oder Kapseln zu verabreichen. Auf keinen Fall sollten Phytoöstrogene, wie sie z. B. aus Klee gewonnen werden, zum Einsatz kommen. Nebenbei werden dadurch bei bestehenden Schilddrüsenunterfunktionen in der Regel weniger Hormontabletten benötigt, weil die Umwandlung des Schildrüsenhormons T4 in seine aktive Form T3 durch Progesteron verbessert wird. Oft genug konnte ich auch beobachten, dass Histaminintoleranzen sich unter Progesterongabe deutlich verbesserten und bei exokriner Bauchspeicheldrüseninsuffizienz die Bauchspeicheldrüse wieder mehr Pankreaselastase produzierte und damit Fette besser verdauen konnte. Chemikalien mit hormonähnlicher Wirkung wie z. B. Gestagene, die in Verhütungsmitteln wie der „Pille" eingesetzt werden, verhindern die Bildung des Progesteron-produzierenden Gelbkörpers, der ehemaligen Eihülle, was dazu führt, dass ein starker Progesteronmangel entsteht. Die geringe Menge an Progesteron, die noch von den Nebennieren produziert wird, reicht nicht aus, um einen vernünftigen Progesteronspiegel herzustellen. So haben dann junge Mädchen den Progesteronspiegel einer 80-jährigen Frau. Wenn man sich vergegenwärtigt, dass Progesteron ein starkes natürliches Schmerzmittel und ein starkes natürliches Antidepressivum ist, und zusätzlich noch bei der Steuerung des Blutflusses im Gehirn eine wichtige Rolle spielt, so wird klar, dass sich junge Frauen mit so niedrigen Progesteronspiegeln nicht wohl fühlen können. Das ist einfach gegen die Natur. Auch nicht besser sind Pillen, die, statt der Gestagene oder zusätzlich zu den Gestagenen, Chemikalien mit östrogenähnlicher Wirkung enthalten und dadurch den Eisprung verhindern. Sie führen zu einer starken Östrogendominanz, was neben Migräne eine Vielzahl anderer ungünstiger Nebenwirkungen wie Thrombosen, Embolien, Wasser- und Fetteinlagerungen etc. zur Folge haben kann. Manche Chemikalien, wie z. B. Bisphenole (BPA), wie sie in Plastikflaschen, Folien, Weichmachern und Flammschutzmitteln verwendet werden, haben eine östrogenähnliche Wirkung und können so eine Östrogendominanz hervorrufen. Die Freisetzung von BPA wird durch aufwärmen, kochen etc. verstärkt. Nicht unumstritten sind auch Phytoöstrogene, wie sie z. B. in Sojaprodukten, die von Veganern oft in großen Mengen gegessen werden, vorhanden sind. In den eher selteneren Fällen von Östrogenmangel bei jungen Frauen kann die „Pille" durch ihre östrogenähnliche Wirkung manchmal sogar zur Verbesserung der

Migräne führen. Aber auf Grund des hohen Nebenwirkungspotentials dieser, im Gegensatz zu den bioidentischen Hormonen, nicht durch Millionen von Jahre der Evolution getesteten Chemikalien, sollte auch in diesen Fällen lieber auf bioidentisches Östradiol, wie es aus der Yams-Wurzel hergestellt wird, zurückgegriffen werden. Andere Faktoren, die Östrogendominanz und Progesteronmangel auslösen können, sind Toxin- und Schwermetallbelastungen (z. B. Quecksilber aus Amalgamfüllungen, Energiesparlampen etc.), Mikronährstoffmängel, aber auch Dauerstress. Bei Dauerstress muss, genau wie in den ersten drei Schwangerschaftsmonaten, viel Progesteron in das Stresshormon Cortison umgewandelt werden, was zu einem Progesteronmangel und Migräne führen kann. Übrigens ist auch bei Männern ein Progesteronmangel als Migräneursache nicht immer auszuschließen. Ein Wort muss noch zu den Normalwerten der Laborbefunde gesagt werden: Jeder Mensch ist anders und Normwerte sind Durchschnittswerte. Ich habe es schon erlebt, dass Patientinnen mit Progesteronwerten im unteren bis mittleren Normalbereich trotzdem stark von einer versuchsweisen Behandlung mit naturidentischem Progesteron profitiert haben.

Schilddrüsenunterfunktionen

Meistens handelt es sich um die autoimmune Schilddrüsenentzündung vom Typ Hashimoto, die zu einer wahren Seuche in der westlichen Welt geworden ist. Schätzungsweise fast die Hälfte meiner Migränepatientinnen leidet darunter. Die männlichen Migränepatienten weniger, vielleicht weil sie keine „Pille" schlucken. Die Schilddrüse übt auch auf andere Hormondrüsen einen Einfluss aus und wird damit zu einer Schnittstelle im Hormonsystem der Migränepatienten. Zudem steigert sie den Abbau von Kohlenhydraten durch Erhöhung der Insulinproduktion in der Bauchspeicheldrüse und sorgt für ein gleichmäßiges Blutzuckerniveau. Die Schilddrüse wird insbesondere durch Gluten- und Kohlenhydratmast sowie durch Chemikalien mit hormonähnlicher Wirkung, wie der „Pille", geschwächt. Auch ein Mangel an Progesteron und Mikronährstoffen wie Selen, Eisen, Vitamin C und Vitamin D kann die Schilddrüsenfunktion beeinträchtigen. Bei der Untersuchung ist es wichtig, nicht nur TSH zu bestimmen, wie es leider oft aus

Kostengründen gemacht wird, sondern mindestens auch fT3, fT4 und reverse T3 (siehe auch Kapitel „Laboranalysen").

Ungleichgewicht zwischen anregend wirkenden Hormonen und Neurotransmittern
Dazu gehören Cortison, Adrenalin, Noradrenalin, Glutamat auf der einen Seite und dämpfende Substanzen wie Serotonin, GABA und Glycin auf der anderen Seite. In der Therapie haben hier unter anderem die Aminosäuren, aus denen der Körper diese Substanzen produziert, ihren Platz.

Ungleichgewicht in der Feinabstimmung genannter Hormone und Neurotransmitter durch Modulatoren wie Histamin, Taurin, PEA, Dopamin und Glutamat
Ein Überschuss anregender Botenstoffe wie Glutamat und Histamin, z. B. in der Ernährung, kann dieses Ungleichgewicht bewirken. Glutamat wirkt in hohen Dosen als Nervengift. Histamin wird bei allergischen Reaktionen von Mastzellen freigesetzt. Aber auch in Extremsituationen, wie Unterzuckerung, Austrocknung des Körpers oder Stress, wird Histamin von Nervenzellen in bestimmten Hirnbereichen wie dem Hypothalamus gebildet. Eine histaminreiche Ernährung kann also einen Notfall simulieren, der den Migränegenerator im Hirnstamm aktiviert. Auch dieser Punkt ist nicht zu unterschätzen.

Mangel an Mikronährstoffen
Dazu gehören Vitamine, Mineralien und Aminosäuren, die die Synthese und den Abbau von Hormonen, Neurotransmittern oder deren Vorläufern beeinflussen können. Das dämpfende Serotonin benötigt beispielsweise die Aminosäure Tryptophan als Vorläufer. Tryptophan wird durch ein von Vitamin B3, Vitamin B6 und Magnesium abhängiges Enzym in 5-HTP umgewandelt, das dann unter Verbrauch von Vitamin B6 in Serotonin umgewandelt wird. Fehlt hier ein zur Umwandlung benötigter Mikronährstoff, kommt es nicht nur zu einem Serotoninmangel, welcher Migräne auslösen kann, sondern auch zu Schlafstörungen, da das Schlafhormon Melatonin in zwei Stufen, unter Zufuhr von Pantothensäure, Al-

phaliponsäure, Vitamin B6, Vitamin B12, Betain und Folsäure, aus Serotonin hergestellt wird. Zudem kann prämenstruelle Migräne dadurch ausgelöst werden, dass einige Tage vor der Menstruation der Serotoninspiegel abfällt. Hier hat sich die von Dr. Kuklinski empfohlene Verordnung von Vitamin B6 und Magnesium vor und während der Menstruation sehr bewährt.

Verbotene Substanzen für Migränepatienten

Wenn Sie unter Migräne leiden, sollten Sie auf jeden Fall folgende Stoffe vermeiden, die auch in vielen Wurst- und Käsesorten enthalten sind und nicht deklariert werden müssen:

- Glutamat, auch häufig als Hefeextrakt benannt: Der Geschmacksverstärker ist meist in Fastfood und chinesischen Gerichten enthalten.
- Phosphate: E620-625, sind u. a. im Backpulver enthalten und damit in vielen Backwaren.
- Schwefeldioxyd: E338-343
- Konservierungsmittel wie Benzoesäure: E210-213
- Aspartam: Ein künstlicher Süßstoff, der in der Schweinemast zur Appetitsteigerung verwendet wird.
- Emulgatoren: Man findet sie in vielen Fertigprodukten.
- Lösungsmittel: Dazu gehört z. B. Aceton, das in Nagellackentfernern enthalten ist.

Schlussworte

Sie haben sich als Leser, als Migränepatient oder Kollege, gemeinsam mit mir auf die Spurensuche der Migräne begeben. Wir haben 44 Patientenbeispiele unter die Lupe genommen und erfahren, dass es in jedem Fall möglich war, die Ursachen einer Migräneerkrankung aufzudecken und die Migräne zu heilen. Dass es gelingen kann und wie es gelingen kann, zeige ich anhand der systematischen Vorgehensweise bei der Entschlüsselung der Migräneursachen.

So weit so gut. Nun werden Sie sich sicher fragen, warum genau diese Vorgehensweise in der Migräneursachenforschung und in der Migränebehandlung nicht bereits Standard ist. Meine Antwort auf diese Frage ist, dass es derzeit zwei Richtungen in der Medizin gibt. Die evidenzbasierte, sogenannte Schulmedizin, in der Therapiemaßnahmen erst dann als bewiesen gelten und angewendet werden, wenn in Placebo-kontrollierten Doppelblindstudien ihre Wirksamkeit nachgewiesen wurde. Sie hat sich z. B. in der Erprobung neuer Medikamente bewährt. Da diese Studien sehr kostenintensiv sind, werden sie meistens von Pharmaunternehmen in Auftrag gegeben oder gesponsert. Der Schulmedizin gegenüber steht die Erfahrungsmedizin. Hier wendet der Behandler eine von der individuellen Befundkonstellation ausgehende Einzelfalltherapie an. Dazu gehört eine ausführliche und gezielte Anamnese, eine zielführende Labordiagnostik und eine gründliche körperliche, osteopathische und neuraltherapeutische Untersuchung. Diese systematische Vorgehensweise ist natürlich sehr zeitintensiv. Für die Erstuntersuchung zum Beispiel erscheint mir oft schon eine Stunde knapp bemessen.

Meine Fallbeispiele zeigen ganz deutlich, dass auf Grund der Vielzahl verschiedenster Migräneursachen, der Individualität der Migränepatienten und der daraus resultierenden Migränebehandlungsmethoden, die sinnvolle Anwendung Placebo-kontrollierter Doppelblindstudien nicht möglich ist. Deshalb hat an dieser Stelle die Erfahrungsmedizin ihre Berechtigung. Es wäre bei diesen Fällen nicht realisierbar, zwei vergleichbare Patientenkollektive zusammenzustellen. Migräne ist gewissermaßen ein Sammelbegriff für ähnliche Symptome verschiedener Ursachen. Bei jedem Patienten liegen andere Grundvoraussetzungen vor. Bei jedem Patienten müssen individuelle Behandlungsmethoden angewandt werden, die sich in der Praxis bewährt haben, oder aber manchmal ganz neu erfunden werden müssen. Die Patienten, die zu mir in die Praxis kommen, haben oft einen sehr hohen Leidensdruck und ich könnte es mir nicht leisten, einen Teil der Patienten mit unwirksamen Methoden zu behandeln, um eine Placebo-kontrollierte Doppelblindstudie durchzuführen. Da die Patienten in der Regel einen langen Leidensweg mit einer Vielzahl erfolgloser Therapien hinter sich haben, sollte man davon ausgehen, dass die bisherigen Therapien und Medikamente ausreichend Gelegenheit hatten, wenigstens Placebo-Effekte hervorzurufen. Da diese Therapien und Medikamente ohne Placebo blieben, sondern einfach gar keine Wirkung beim Patienten zeigten, halte ich es für unseriös, meine nachweisbaren Heilungserfolge auf mögliche Placebo-Effekte zurückzuführen. Es ist deshalb aus meiner Sicht sehr bedenklich und bedauerlich, dass sich manche ärztliche Kollegen kategorisch auf die Seite der Schulmedizin stellen und die Erfahrungsmedizin grundsätzlich „verdammen". Den noch so offensichtlichen Zusammenhängen der Erfahrungsmedizin wird kein Raum gegeben, nach dem Motto, es wird nur das geglaubt, was in einer Placebo-kontrollierten Doppelblindstudie bewiesen wurde. Die Überbewertung der Doppelblindstudien scheint so manchen die Augen vor der Realität verschließen zu lassen. Je nach Auftraggeber, kommen diese Studien nicht selten zu entgegengesetzten Schlussfolgerungen. Sollte uns das nicht zu denken geben? Mein sehr geschätzter Kollege, der Arzt und Biochemiker Dr. Alfons Meier, hat es in einem seiner spannenden Seminare über Mitochondrientherapie einmal so ausgedrückt: „Wenn Sie einer Studie Glauben schenken, die jemand durchgeführt hat, weil er Ihnen etwas verkaufen will, dann muss ich sagen, Sie sind naiv!" Bedauerlicherweise wissen viele Kollegen heute immer noch nichts mit den Begriffen „Nitrostress", „Histaminintoleranz", „Mitochondrienmedizin" oder „bioidentischer Hormonersatztherapie" anzufangen. Logischerweise können sie dann bei den damit zusammenhängenden Erkrankungen, wenn die Frage nach der Ursache auftaucht, nur hilflos mit den Schultern zucken. Noch bedauerlicher ist es natürlich, wenn keinerlei Bereitschaft besteht, sich mit diesen neuen medizinischen Horizonten auch nur ansatzweise auseinanderzusetzen. Max Plank hat dieses Phänomen treffend beschrieben: „Eine neue wissenschaftliche Methode pflegt sich nicht in der Weise durchzusetzen, dass ihre Gegner überzeugt sind und sich für bekehrt erklären, sondern vielmehr dadurch, dass ihre Gegner langsam aussterben und die heranwachsende Generation von Vornherein mit den neuen Wahrheiten vertraut ist". Auf der anderen Seite aber ist es genauso unerfreulich, dass sich viele Erfahrungsheilkundler dazu versteigen, die Schulmedizin, die ihre Erfolge eher in der Behandlung akuter Gesundheitsprobleme als in der Heilung chronischer Erkrankungen hat, ganz und gar abzulehnen. Jede der beiden Richtungen hat ihre Berechtigung an anderer Stelle.

Schon vor sieben Jahren hatte ich geplant, ein Buch über Migräne zu veröffentlichen. Ich bin froh, dass ich es damals nicht getan habe, da mein heutiges Verständnis der Thematik doch weit über das von einst hinausgeht und ich einige Dinge anders sehe. Ich werde in den nächsten Jahren mit Sicherheit wieder neue Erkenntnisse zu diesem Thema gewinnen, die ich in einer neuen Ausgabe des „Migräne-Detektivs" veröffentlichen werde. Ich möchte meine Leser dazu auffordern, mir ihre persönlichen Migräneerfahrungen und ihre Heilungsgeschichten zuzusenden. Ich freue mich auf alle Anregungen von Patienten und Kollegen, die dazu beitragen können, die Heilungsquote von Migräne weiter zu verbessern.

Meine Seminare „Die systematische Decodierung der Migräne“

In meinen Seminaren lehre ich Sie, wie Sie anhand von praktischen Fallbeispielen von Migränepatienten, selbstständig die wichtigsten osteopathischen und neuraltherapeutischen Dysfunktionen und alle anderen Migräneursachen diagnostizieren und behandeln können. Die aktuellen Seminartermine finden Sie auf meiner Homepage: www.osteopathie-arzt-stuttgart.de

Als Seminarteilnehmer sind Sie eingeladen, aus Ihrer eigenen Praxis ungelöste Patientenfälle oder deren Kasuistiken mitzubringen. Anhand dieser Praxisbeispiele führen wir gemeinsam eine vollständige und systematische Ursachenanalyse durch und erstellen im Anschluss ein Behandlungskonzept um die Migräne zu heilen.

Wie Sie mich erreichen können

Dr. medic Roland Pfeiffer
Kontakt: praxis@osteopathie-arzt-stuttgart.de
www.osteopathie-arzt-stuttgart.de

Dank

Ich danke meinen Eltern dafür, dass sie mich trotz großer Bedenken, immer meine eigenen, verschlungenen Wege haben gehen lassen und nie versuchten, mich in irgendeine Richtung zu drängen. Denn über so manchen Umweg ist es mir schließlich gelungen, aus einem Beruf eine Berufung zu machen und ein zufriedenes und erfülltes Leben zu führen. Ich kann heute sagen, dass ich mich jeden Tag aufs Neue auf meine Patienten freue. Ich danke meiner Familie für ihre Geduld und ihr Verständnis angesichts der zahllosen Fortbildungen und Seminare, die ich besucht habe. Ich danke meinen Osteopathielehrern Torsten Liem, Cristian Ciranna-Raab, Peter Blagrave, Jean-Pierre Barral, Serge Paoletti, Christian Defrance de Tersant, Phillip van Caille, Bruno Chikly, Ralph Vogt und Jochen Frühwein, die mich durch ihr Tun und Lehren besonders geprägt und beeindruckt haben. Ich danke meinem Akupunkturlehrer Dr. Volker Gleditsch, speziell für seine Erkenntnisse zur Mundakupunktur bzw. dem von ihm entdeckten „Mikrosystem Mund“. Ich danke meinen Neuraltherapielehrern der IGNH, allen voran Dr. Lorenz Fischer, Dr. Bernd Belles, Dr. Michael Wildner für die interessanten Seminare über Neuraltherapie, die mir den Begriff „Störfeld“ nahe gebracht haben und mir so manche Migräneheilung ermöglicht haben. Ich danke Dr. Bodo Kuklinski für die Erkenntnisse zu „Instabiler HWS“, „Nitrostress“ und „Mitochondrienmedizin“. Ich habe ihm, seinen Büchern und Seminaren eine Vielzahl von Therapieerfolgen zu verdanken. Ich danke Dr. Alfons Meyer und Dr. Franz Enzmann für ihre wunderbaren Seminare zum Thema „Mitochondrienmedizin“. Ich danke Dr. Volker Rimkus für seine inspirierenden Seminare und Bücher zum Thema „Bioidentische Hormonersatztherapie“, die als vorläufig letzter Baustein meine Migränetherapie abgerundet und weiter verbessert hat. All diese Menschen haben mir geholfen, meinen medizinischen Horizont zu erweitern und haben damit zu meinen Behandlungserfolgen beigetragen.

Quellen und Literaturempfehlungen

1. Amand, R. Paul, Craig Marek Claudia: Fibromyalgie, Books on Demand GMBH
2. Davis, William: Weizenwampe, Goldmann Verlag
3. Defrance de Tersant, Christian: Les Sinus Veineux Du Crane, Une Cle Des Migraines, Editions de Verlaque
4. Dosch, Peter: Wissenswertes zur Neuraltherapie, Haug Verlag
5. Göbel, Hartmut: Erfolgreich gegen Kopfschmerzen und Migräne, Springer-Verlag
6. Gleditsch, Jochen: MAPS, Mikroakupunktursysteme, KVM
7. Jarisch, Reinhart: „Histaminintoleranz und Seekrankheit", Thieme-Verlag
8. Kharrazian, Datis: Schilddrüsenunterfunktion und Hashimoto anders behandeln, VAK-Verlag
9. Kuklinski, Bodo: Das HWS-Trauma, Aurum Verlag 2006
10. Kuklinski, Bodo: Schwachstelle Genick, Aurum Verlag 2008
11. Kuklinski, Bodo, Schemionek Anna: Mitochondrientherapie-Die Alternative" Aurum-Verlag 2014
12. Kuklinski, Bodo: Mitochondrien, Aurum- Verlag 2015
13. Lechner, Johann: Kavitätenbildende Osteonekrosen des Kieferknochens, MDV Maristen Druck und Verlag Furth 2011
14. Ledochowski, Maximilian: Wegweiser Nahrungsmittelintoleranzen, Trias Verlag
15. Liem, Torsten: Kraniosakrale Therapie, Hippokrates Verlag
16. Liem, Torsten: Praxis der Kraniosakralen Osteopathie, Hippokrates Verlag
17. Lutz, Wolfgang: Leben ohne Brot, Informed GMBH
18. Magiameli, F., Worm N.: LOGI-Kost, Systemed
19. Mersch ,Peter: Migräne, Heilung ist möglich, Books on Demand
20. Myers, Thomas W. Anatomy-Trains: Myofasziale Leitbahnen, Urban und Fischer-Verlag
21. Pall, Martin: Explaining unexplained Illness, New York: Harrington Park Press, April 2007
22. Perlmutter, David: Dumm wie Brot, Mosaik-Verlag 2014
23. Platt, Michael: Die Hormonrevolution, VAK-Verlag

24. Rimkus, Volker: Die Rimkus-Methode. Eine natürliche Hormonersatztherapie für die Frau, Druck- und Verlagshaus Mainz
25. Typaldos, Stephen: Orthopatische Medizin, EFDMA
26. Wancura-Kampi, Ingrid: Segment-Anatomie, der Schlüssel zu Akupunktur, Neuraltherapie und Manualtherapie, 2010 Urban und Fischer-Verlag
27. Medizinische Monatszeitschrift für Pharmazeuten 35. Jahrgang Heft 12, Dez 2012
28. Fryda, Waltraut: Diagnose Krebs, Books on Demand, 2003/2004
29. Bricot, Bernard: Die globale Reprogrammierung des Haltungssystems, Statipro Verlag 2008

www.epubli.de

Printed in Germany
by Amazon Distribution
GmbH, Leipzig

16819926R00110